MÉMOIRE

SUR LA

LIGATURE EXTEMPORANÉE

PAR

M. LE Dʳ J. G. MAISONNEUVE.

Chirurgien de l'hôpital de la Pitié;
Membre de la Société de chirurgie, de la Société anatomique, de la Société médico-pratique de Paris;
Membre de la Société académique de Nantes, de la Société de médecine de Rouen,
Membre associé de l'Académie impériale des Sciences physiques et médicales de Moscou;
Membre honoraire de l'Académie royale de Belgique, etc., etc.

PARIS

LABÉ, LIBRAIRE DE LA FACULTÉ DE MÉDECINE,

23, PLACE DE L'ÉCOLE DE MÉDECINE.

1860

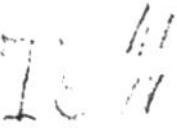

MÉMOIRE

SUR LA

LIGATURE EXTEMPORANÉE

PAR

M. LE Dr J. G. MAISONNEUVE.

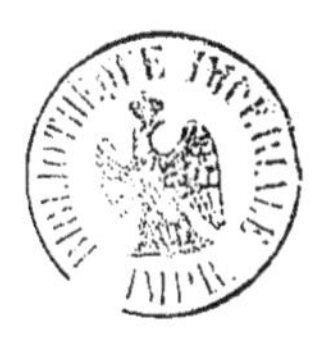

De tout temps les chirurgiens se sont servis de la ligature pour diviser les tissus vivants dans les opérations. Du temps d'Hippocrate ce moyen était déjà d'un usage habituel pour l'opération de la fistule à l'anus, pour l'ablation des polypes, des hémorrhoïdes, du ptérygion, des excroissances diverses développées sur les organes sexuels, et de la plupart des tumeurs pédiculées.

Ces données se sont perpétuées d'âge en âge sans modifications importantes, jusqu'à l'époque de l'Académie de chirurgie, où, participant à l'élan général de la science, la méthode de la ligature ne tarda pas à se perfectionner et à pénétrer de plus en plus dans la pratique.

Le perfectionnement principal fut sans contredit l'invention des mécanismes constricteurs, les uns en forme de treuil comme celui de Roderick, d'autres plus ingénieux encore, tels que celui de Græfe, lequel se prête avec une admirable facilité à toutes les exigences, et

1*

1860

dont le mécanisme reste supérieur à tous ceux qu'on a imaginés jusqu'à ce jour, sans en excepter les plus modernes.

En même temps que les moyens constricteurs devinrent plus énergiques, on s'évertua à trouver des liens plus résistants, et aux fils de plomb, de lin, de chanvre, on ajouta bientôt ceux de laiton, de cuivre, d'argent, de platine, de fer, qui permettent d'étreindre les tissus les plus épais et d'attaquer les tumeurs les plus volumineuses. Aussi vit-on divers chirurgiens du commencement de ce siècle préconiser cette méthode, non-seulement pour l'opération des hémorrhoïdes, de la fistule à l'anus, etc., mais encore pour l'amputation du col de l'utérus, de la verge, de la langue, du goître, et généralement pour l'extirpation de la plupart des tumeurs (1). Quant à la rapidité d'exécution, on comprend qu'à l'aide des moyens puissants dont ils pouvaient disposer, il était loisible aux chirurgiens de la modifier suivant les mille exigences de la pratique (2), d'exercer, par exemple, une striction lente et graduée destinée à produire la mortification des parties, ou bien d'opérer immédiatement la division des tissus, en portant la constriction à l'extrême. De là deux méthodes principales désignées sous les noms de ligature lente et graduée, et de ligature extemporanée, entre lesquelles on peut placer une multitude de nuances intermédiaires (3). Du reste, laissons à cet égard parler Dupuytren (4), qui, dans les prolégomènes du traité de médecine opératoire de Sabatier, a su résumer d'une manière si précise et si nette l'état de la science à son époque :

« On supplée quelquefois, dit-il, aux instruments tranchants par la

---

(1) Mayor de Lausanne, *Bandages et appareils*, p. 207. Paris, 1838.

(2) Mayor de Lausanne, p. 211. — C'est ainsi, en effet, que peut s'opérer une constriction graduée et qu'il est facile de porter à l'extrême. Elle est capable d'étrangler en peu d'instants un pédicule assez volumineux, de déchirer promptement des tissus peu consistants, de les couper même dans certains cas, de la même manière que le marchand de savon morcelle ce dernier avec son fil métallique; l'agent capable de produire un effort aussi violent, etc.

(3) Mayor de Lausanne, *Bandages et appareils*, p. 213. — Tel est en abrégé l'effet infaillible de cette ligature à tourniquet; mais cet effet se fait plus ou moins attendre, suivant l'étendue de la base, la ténacité des tissus et *l'énergie avec laquelle on fait agir l'instrument;* ainsi son action peut être complète, et le but qu'on se propose atteint *en peu d'instants,* en quelques heures ou en un certain nombre de jours.

(4) Sabatier, *Médecine opératoire,* revue par Dupuytren, t. I, p. 321. Paris, 1832.

» ligature. Celle-ci consiste dans une constriction exercée avec un fil
» métallique ou non, qui embrasse fortement une partie, dans l'inten-
» tion de la *couper immédiatement*, ou de la faire tomber après l'avoir
» privée de la vie. Il résulte de là que la ligature a *deux* manières
» d'agir : *dans l'une, les parties sont divisées comme elles le seraient par*
» *un instrument médiocrement tranchant et qui n'agirait qu'en pressant;*
» dans l'*autre*, la constriction ne fait qu'intercepter la circulation dans
» les tissus embrassés, et ce n'est qu'après y avoir déterminé la gan-
» grène qu'elle provoque leur chute. Il faut avoir sans cesse présentes à
» la pensée ces deux manières d'agir des ligatures, soit qu'on étudie
» leurs effets en les comparant aux procédés opératoires que nous avons
» précédemment décrits, soit qu'on veuille choisir pour les pratiquer
» les moyens les plus convenables aux cas particuliers que l'exercice
» de l'art est susceptible de présenter. »

Cette division, qu'on retrouve dans presque tous les ouvrages de médecine opératoire (1), était donc véritablement classique : seulement,
de ces deux modes d'action de la ligature, *section instantanée et section*
lente, le second était considéré comme de beaucoup le plus utile,
l'autre n'était recommandé que pour les tumeurs dont les vaisseaux
peu volumineux n'ont pas besoin pour s'oblitérer d'une puissance
hémostatique énergique et prolongée (2).

Tel était l'état de la science relativement à la ligature, quand, en
1838, Mayor de Lausanne publia son remarquable traité de la ligature
en masse. Dans cet ouvrage, l'auteur, s'efforçant de substituer au bistouri ce qu'il appelle sa nouvelle méthode d'amputation, en préconise
l'usage dans un grand nombre d'opérations chirurgicales, mais surtout
dans l'extirpation des hémorrhoïdes, des tumeurs érectiles, des goîtres.

---

(1) Roux, *Médecine opératoire*, t. I, p. 122 et suiv. Paris, 1813. « Comme moyen de division,
» elle est seulement applicable sur des parties de peu d'épaisseur, soit qu'on la destine à agir len-
» tement, soit que son action doive être instantanée ou presque instantanée, car la ligature substi-
» tuée à l'instrument tranchant est susceptible de ces deux modes d'application. »

(2) Sabatier, *Médecine opératoire*, t. I, *Prolégomènes*, p. 325. « Cette manière de détruire les
tumeurs est rarement employée ; elle cause beaucoup plus de douleurs que l'instrument tranchant,
et n'a sur lui que l'avantage, peut-être supposé, de froncer les extrémités des vaisseaux et de prévenir les hémorrhagies. »

dans l'amputation de la langue, des polypes utérins et autres, pour la castration, l'amputation de la verge, etc. Comme tous les chirurgiens ses prédécesseurs, il accorde, il est vrai, une préférence marquée à la ligature lente et graduée sur la ligature extemporanée, mais les efforts qu'il fit pour multiplier les applications de la ligature en général s'appliquaient indistinctement à l'une et à l'autre méthode.

C'est ainsi qu'après s'être étendu avec détail : 1° sur le choix du *lien*, « qui, dit-il, ne saurait jamais être trop fort, et devra être formé de » cordons de soie écrue d'une grosseur plus ou moins considérable, » de fils de platine ou d'argent d'un diamètre convenable, ou de » *quelque chose de mieux encore s'il y en a*; 2° sur le choix du *tube con-* » *stricteur*, qui de préférence sera en métal et de calibre varié sui- » vant les circonstances; 3° sur la machine à serrer, qui sera ou bien » un des *tourniquets ordinaires usités en chirurgie*, ou bien une espèce » de treuil ou cabestan, ou un simple cylindre en bois. » Cet auteur ajoute que « par le fait même du mécanisme, l'anse de la ligature, » attirée violemment sur le bout du tube, serait forcée d'y entrer si » elle n'embrassait pas un corps étranger, et qu'alors c'est celui-ci » qui se trouve *pressé* et *comme écrasé* contre le tube par le lien con- » stricteur.

» De sorte, continue-t-il, qu'à l'aide de cette constriction puis- » sante, il est facile d'étrangler en peu d'instants un pédicule assez » volumineux, de déchirer promptement les tissus, de les *couper* de » la même manière que le marchand de savon coupe ce dernier avec » le fil métallique.

» D'autres fois, ajoute-t-il, s'il s'agit de tumeurs arrondies, on peut, » après avoir incisé la peau, les entourer d'un lien constricteur, et » celui-ci, formé d'un cordon passablement épais, peu propre par con- » séquent à *couper* un corps sphérique, pourra pousser la tumeur devant » lui et *déchirera* bien plutôt le tissu cellulaire et les parties adjacentes, » qui sont d'ordinaire moins denses et moins résistantes que la tumeur » elle-même; il arrivera de cette manière que le corps étranglé libre » par devant au moyen de la section de la peau, pourra être expulsé » comme un noyau de cerise. »

Sous le point de vue des procédés et des méthodes, la ligature ne laissait donc rien à désirer; mais, dédaignée par les maîtres de l'art, dont l'enthousiasme pour l'instrument tranchant était alors dans toute sa force, elle demeura longtemps encore presque étrangère à la pratique usuelle.

Dans ces dernières années au contraire, l'expérience, éclairée par les travaux modernes sur l'infection purulente, avait singulièrement modifié l'opinion des chirurgiens sur la prééminence absolue de l'instrument tranchant : aussi voyons-nous que les tentatives récentes pour la réhabilitation de la ligature ont été bien plus favorablement accueillies.

Cette fois ce n'était plus à la ligature lente et graduée qu'était donnée la préférence, mais bien à celle dont l'action plus rapide, suivant l'expression de Dupuytren, *divise les tissus comme un instrument médiocrement tranchant et qui n'agirait qu'en pressant*, c'est-à-dire à la ligature extemporanée.

Pour l'exécution facile de cette méthode et pour satisfaire d'une manière convenable aux indications diverses qu'elle était appelée à remplir, il était utile d'augmenter la force des instruments constricteurs. C'est dans cette intention que fut imaginé l'instrument connu sous le nom d'écraseur linéaire, dans lequel les fils ordinaires de soie, de chanvre ou de métal, furent remplacés par une chaîne métallique articulée semblable à la scie de Jeffrey, et dans lequel le mécanisme à cliquet fut substitué à celui de la vis, adopté jusqu'à ce jour.

Malgré les excellents résultats obtenus par cet instrument, et tout en applaudissant à l'heureuse influence qu'il a exercée sur la vulgarisation de la ligature extemporanée, je ne tardai pas à m'apercevoir que sa supériorité sur les serre-nœuds ordinaires ne résidait réellement que dans son volume, et qu'en donnant à ceux-ci des dimensions plus considérables, non-seulement on obtenait les mêmes résultats, mais que l'on arrivait encore à produire des effets infiniment plus puissants et plus variés. C'est alors que je fis construire sur le modèle du serre-nœud de Græfe, une série de constricteurs dont les dimensions graduées se prêtent avec une facilité parfaite à l'exécution des opérations les plus variées, depuis la ligature extemporanée des polypes de l'oreille jusqu'à l'amputation de la cuisse.

Quant aux ligatures elles-mêmes, je n'eus qu'à prendre celles que l'usage avait depuis longtemps consacrées : fils de soie, de chanvre, corde à boyau, ficelle plus ou moins grosse, fils de fer, d'argent, de laiton ; seulement, pour les cas où il est nécessaire d'avoir une force considérable, j'imaginai de faire usage de cordes en fils de fer fins, qui, sous le point de vue de la puissance et de la souplesse, ne laissent rien à désirer. Ce sont elles dont je fais exclusivement usage pour l'amputation des membres, et pour toutes les parties qui renferment dans leur épaisseur des tissus fibreux d'une grande résistance.

Aperçu des principaux instruments usités pour l'exécution de la ligature extemporanée.

Les instruments destinés à la ligature extemporanée sont de deux ordres. Les uns, auxquels on donne le nom de *liens*, ont pour objet de former autour de la partie à diviser une sorte d'anneau flexible dont l'ouverture peut être rétrécie graduellement, par un mécanisme spécial, jusqu'à section complète des tissus. Les autres sont destinés à exercer sur les premiers une traction plus ou moins énergique, de manière à opérer la constriction de l'anneau flexible dans lequel les tissus sont embrassés. On leur donne le nom de *constricteurs* ou *serre-nœuds*.

1° *Liens* ou *ligatures*. — Toutes les substances animales végétales ou métalliques susceptibles d'être disposées en cordons flexibles peuvent être, à la rigueur, employées comme instruments de ligature. Telles sont les cordes à boyaux, les fils de soie, de lin, de chanvre, etc., les fils de laiton, de fer, de platine, d'argent, d'or, et plus récemment les chaînes d'acier construites sur le modèle de la scie à chaîne de Jeffrey. L'important est que le volume, la résistance, la flexibilité de ces liens, soient en harmonie avec les indications à remplir. Les meilleurs seront évidemment ceux qui pourront se prêter au plus grand nombre de ces indications, et sous ce rapport, nulle, à notre avis, ne l'emporte sur les fils usuels de soie, de chanvre et de fer.

2° *Mécanismes constricteurs*. — Dans quelques cas rares la main du chirurgien suffit, à l'exclusion de tout instrument, pour exercer la constriction de la ligature. Mais le plus souvent il est nécessaire de remplacer son action trop bornée par quelque mécanisme. Les principaux instruments imaginés dans ce but sont : 1° Le serre-nœud simple, sorte de tige métallique terminée d'un côté par un anneau dans lequel on introduit les deux bouts de la ligature, et qui, opposant une résistance solide, permet d'écraser sur ses bords les tissus embrassés par l'anse du fil.

2° Le treuil, espèce de tourniquet que l'on adapte à l'extrémité externe du serre-nœud simple, et sur lequel les deux bouts de la ligature venant à s'enrouler, sont attirés violemment sur l'anneau solide du serre-nœud.

3° L'écraseur à cliquet, sorte de tube métallique muni de deux tiges à crémaillère auxquelles on adapte la ligature, et qui, glissant alternativement sur un double cliquet à ressort, attirent cette ligature dans l'anneau terminal du tube, de manière à rétrécir successivement l'anse qu'elle constitue autour des tissus à diviser.

4° Le constricteur de Græfe, formé d'un tube métallique dans lequel tourne une vis munie d'un curseur sur lequel est fixée la ligature, et qui, en s'éloignant de l'anneau terminal, entraîne l'anse dans l'intérieur du tube, en écrasant contre l'anneau les tissus qu'elle embrasse.

Description des instruments auxquels je donne la préférence.

Les instruments dont je fais usage pour remplir toutes les indications de la ligature extemporanée sont au nombre de trois.

Le premier, que je désigne sous le nom de serre-nœud de trousse, et qui pourrait à la rigueur suffire à la plupart des applications usuelles de la ligature, convient principalement à l'amputation des polypes du nez et de l'oreille, à la résection de la luette, à l'extirpation des hémorrhoïdes, à l'opération de la fistule à l'anus, à l'ablation des tumeurs pédiculées de tout genre, et en général à toutes les opérations qui n'exigent pas une constriction puissante.

C'est donc un instrument précieux, qui mérite à tous égards de faire désormais partie de la trousse du chirurgien.

Sa structure est celle du serre-nœud de Græfe, avec cette simple différence seulement que son anneau terminal est aplati de manière à présenter une ouverture en forme de fente étroite au lieu d'un orifice circulaire. Pour lien constricteur, on peut y adapter toute espèce de fils de soie, de chanvre, etc.; celui que je préfère habituellement est le fil de fer de 1 millimètre de diamètre.

Le n° 2, ou constricteur proprement dit, est construit sur le même principe que le précédent, mais avec des dimensions doubles.

Sa longueur est de 30 centimètres; le diamètre de sa vis est de 6 millimètres; son anneau terminal, long de 2 centimètres, a 4 millimètres de large. L'un des bords de cet anneau est arrondi et un peu déprimé, l'autre un peu plus saillant et plus en vive arête; enfin, pour manivelle, il est muni d'un volant à trois branches présentant un rayon de 4 centimètres, et roulant librement sur la vis. A l'extrémité de celle-ci se trouve le crochet sur lequel viennent se fixer les ligatures. Celles dont je fais le plus fréquemment usage sont, ou bien une forte ficelle de 3 à 4 millimètres de diamètre, ou bien une espèce de corde en fil de fer fin. La première convient dans les cas où l'on désire surtout une ligature très-flexible, susceptible d'être facilement conduite à travers les tissus au moyen d'une aiguille, comme pour l'amputation de la langue, pour l'extirpation du cancer annulaire du rectum, etc.; l'autre, un peu plus rigide et pouvant former des anses qui se soutiennent, tout en se pliant facilement aux formes diverses qu'on veut leur imprimer, convient merveilleusement pour l'extirpation des polypes du pharynx, pour ceux de l'utérus, pour l'amputation de la verge et autres opérations analogues.

Enfin le n° 3, ou grand constricteur, est exclusivement réservé pour l'amputation des membres. Construit sur le même plan que les précédents, il n'en diffère guère que par le volume. Sa longueur totale est de 40 centimètres; son anneau terminal offre une ouverture de 3 centimètres de long sur 1 centimètre de large. Son corps est muni d'un manche mobile en forme de poignée; enfin la manivelle de la vis con-

siste en un levier long de 20 centimètres. Pour ligature, on y adapte
une corde en fil de fer, composée de 10 à 12 brins, d'un volume total
de 8 millimètres de diamètre. A l'aide de ce puissant constricteur on
peut sans difficulté pratiquer l'amputation du membre le plus volumineux. C'est celui dont je me suis servi déjà mainte et mainte fois pour
l'amputation de l'avant-bras, du bras, de la jambe et de la cuisse.

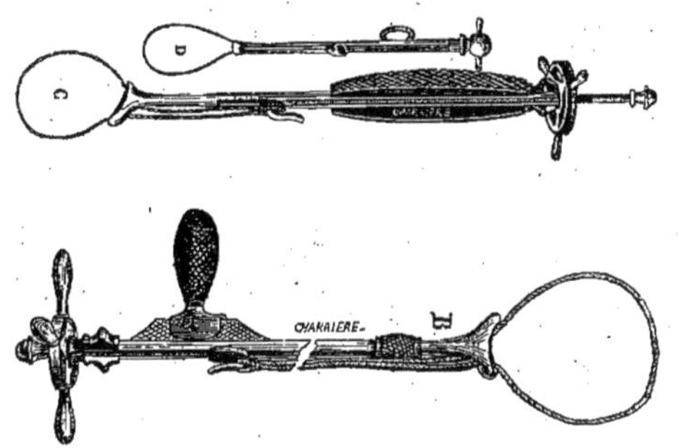

Explication des figures.

B. Grand constricteur muni de sa corde en fil de fer.
C. Constricteur moyen muni de sa corde en fil de fer, ou d'une
simple ficelle de chanvre.
D. Petit constricteur ou serre-nœud de trousse muni d'un simple fil
métallique.

Examen comparatif du constricteur et de l'écraseur linéaire.

Chacun de ces deux instruments se compose de deux parties dis-
tinctes : 1° d'un lien, et 2° d'un mécanisme propre à le serrer.
Dans l'écraseur ce lien est exclusivement constitué par une chaîne
métallique articulée, très-puissante il est vrai, mais trop puissante,
précisément, et trop volumineuse pour une foule d'opérations délicates,
telles que ligature des polypes de l'oreille, du ptérygion, de mille pe-

tites excroissances pédiculées des organes génitaux, etc. D'un autre
côté, cette chaîne, qui jouit dans le sens longitudinal d'une flexibilité
extrême, ne se prête que très-difficilement à former des anses fixes pour
embrasser les tumeurs profondément placées, telles que les polypes du
pharynx, des fosses nasales, du vagin, du rectum, etc. Enfin, la rigidité absolue qu'elle présente dans le sens latéral ne permet pas de l'ac-
commoder aux nombreuses exigences que présente la ligature des
tumeurs peu saillantes, placées au fond de cavités étroites, et pour lesquelles il est utile de former des anses transversales ; sans compter que
cette ligature ouvragée et coûteuse ne se trouve pas toujours sous la
main du chirurgien.

Les ligatures ordinaires, au contraire, fils de soie, de chanvre, de
fer, se trouvent partout, ne coûtent presque rien, peuvent, sous le rapport du volume, de la longueur, de la souplesse, de la rigidité, de la
résistance, présenter toutes les nuances que le chirurgien désire, depuis
le fil de soie le plus délié destiné à la ligature du ptérygion, jusqu'à la
corde en fil de fer destinée à l'amputation de la cuisse. Tout ce que peut
la chaîne métallique articulée leur est facile, tandis que bien des fois
celle-ci s'arrête impuissante alors qu'il n'existe pour les premières aucune difficulté.

Mais ce n'est pas seulement dans le choix de la ligature que le
constricteur à vis est supérieur à l'écraseur linéaire : cette supériorité n'est pas moins réelle encore sous le point de vue du mode
d'action. En effet, quand on examine l'anneau terminal des deux instruments, on voit que dans l'écraseur à cliquet cet anneau est tellement
disposé qu'il ne peut recevoir absolument autre chose que la chaîne, et
que celle-ci, avant d'y pénétrer, doit avoir achevé la section des tissus
qu'elle embrasse ; de sorte que la section de ces tissus ne peut avoir lieu
que par la constriction directe qu'exerce sur eux le lien métallique,
comme le ferait par exemple un simple nœud coulant. Il en résulte que,
réduite à une simple pression linéaire, l'action contondante ne possède
qu'une faible puissance hémostatique, et que, pour obvier à cette insuffisance, le chirurgien se trouve obligé de prolonger outre mesure la
durée de l'opération.

Dans le constricteur à vis, au contraire, l'anneau terminal est disposé de telle sorte que c'est sur ses bords eux-mêmes que s'opère la division des tissus; et cela seulement après que ceux-ci, entraînés par le lien dans l'ouverture même de l'anneau, y ont été broyés et comme effilés à la lampe. Il en résulte une action contusive extrême, dont la puissance hémostatique est telle que l'opérateur n'a plus à s'en préoccuper et peut terminer son opération avec toute la promptitude désirable.

Quant au mécanisme multiplicateur de la force, bien qu'il n'ait dans la question qu'une importance très-secondaire, nous devons dire que le mécanisme à vis du constricteur l'emporte de beaucoup encore comme puissance et régularité d'action sur le mécanisme à cliquet de l'écraseur. Aussi ce dernier ne convient-il aucunement pour l'exécution des opérations délicates et reste-t-il impuissant pour un grand nombre d'opérations majeures, et notamment pour l'amputation des membres; tandis que celui du constricteur se prête avec la plus merveilleuse facilité à toutes les exigences. Il suffit, en effet, d'une simple modification de volume pour obtenir un instrument de trousse ou un appareil propre à l'amputation de la cuisse.

Action de la ligature extemporanée sur les tissus vivants.

La division des tissus vivants opérée par la ligature extemporanée diffère essentiellement de celle exécutée par l'instrument tranchant, en ce que dans la première les vaisseaux de toute sorte qui rampent dans l'épaisseur de ces tissus sont, avant d'être divisés, soumis à une trituration énergique qui, les étirant comme des tubes à la lampe, oblitère leurs orifices. Il en résulte deux conséquences pratiques du plus haut intérêt : la première, qui seule jusqu'à présent avait fixé l'attention des chirurgiens, est que la ligature extemporanée met à l'abri de l'hémorrhagie; la deuxième, plus importante peut-être encore, et sur laquelle je me suis efforcé d'attirer l'attention dans un Mémoire récent (1), est qu'elle supprime la cause principale de l'infection purulente.

(1 Mémoire sur une nouvelle méthode d'amputation dite *Méthode diaclastique ou par rupture.*

En effet, soit une plaie produite par l'instrument tranchant; à sa surface se voient d'abord les cellules ouvertes du tissu cellulaire, l'extrémité des fibres musculaires, albuginées, nerveuses, etc.; puis les orifices béants des vaisseaux artériels et veineux. Ces derniers, dont la puissance rétractile est peu prononcée, ne se ferment guère que par l'affaissement des lèvres molles qui les constituent. Quelquefois même ils restent entr'ouverts sans autre défense qu'un petit caillot sanguin qui les tient écartés sans y adhérer d'une manière intime.

Quand, plus tard, la surface traumatique est envahie par le travail de suppuration, on comprend combien il faut peu de chose pour que les orifices veineux, si imparfaitement défendus, laissent pénétrer à leur intérieur l'inflammation suppurative.

Au contraire, dans les surfaces traumatiques produites par la ligature extemporanée, tous les tubes vasculaires sont oblitérés d'une manière plus ou moins solide avant que le travail de suppuration se soit établi, de sorte que celui-ci ne peut que très-difficilement se propager à leur intérieur.

En même temps qu'elle produit l'oblitération des orifices vasculaires, et qu'elle préserve ainsi de l'hémorrhagie et de l'infection purulente, la ligature extemporanée détermine sur les tissus soumis à son action une compression violente qui en rend le traumatisme à peu de chose près semblable à celui des plaies contuses. Comme dans ces dernières, en effet, la surface traumatique irrégulière et sèche est tout à fait impropre à la réunion immédiate. La suppuration même ne s'y établit qu'après une congestion inflammatoire très-prononcée; de sorte que si la plaie est très-étendue, il peut en résulter des accidents phlegmoneux.

C'est surtout dans les amputations des membres, ou dans l'extirpation de tumeurs volumineuses, que j'ai eu l'occasion d'observer ce phénomène; il importe donc d'en être prévenu pour diriger en conséquence le traitement consécutif.

Applications générales de la ligature extemporanée.

D'après ce que nous venons de dire de l'action de la ligature extemporanée sur les tissus vivants, on voit que, comme agent de division,

elle possède à peu près tous les avantages de la ligature lente et graduée
sans en avoir les inconvénients, et que par conséquent elle doit remplacer avantageusement celle-ci dans presque toutes ses applications.

Nous croyons cependant devoir faire à cet égard quelques réserves.
En effet, s'il est vrai que, grâce aux perfectionnements apportés dans
la confection des instruments constricteurs, la ligature extemporanée
possède une puissance hémostatique bien supérieure à celle qu'on lui
attribuait autrefois, il n'en est pas moins vrai de dire que sous ce rapport elle laisse encore à désirer, et qu'un chirurgien prudent ne devra
l'employer qu'avec une extrême circonspection dans les régions où
l'hémorrhagie pourrait devenir rapidement funeste. Il ne faut pas
perdre de vue que c'est surtout contre l'hémorrhagie veineuse et contre
l'hémorrhagie capillaire que cette méthode est toute-puissante; qu'elle
est encore habituellement suffisante contre les artères de troisième et
de quatrième ordre; mais qu'elle échoue souvent contre l'artère spermatique dans l'opération du sarcocèle, contre les artères thyroïdiennes
dans l'extirpation du goître, quelquefois même contre l'artère lin-
guale, et plus souvent encore contre les artères principales des membres. Cela n'implique pas néanmoins qu'on doive, dans ces circonstances, s'abstenir de la ligature extemporanée, car, tout en restant
impuissante contre l'hémorrhagie de ces artères, elle peut remplir
d'autres indications non moins importantes, comme par exemple de
diminuer les chances d'infection purulente, d'empêcher l'écoulement
des artères secondaires, et que d'autre part elle n'empêche pas l'emploi
de la ligature à demeure. Plus tard, en examinant en détail les applications de la méthode à chacun des groupes principaux d'opérations
où elle peut convenir, nous pourrons plus utilement comparer ses
avantages et ses inconvénients à ceux des autres méthodes opératoires;
mais déjà nous pouvons dire que l'expérience a démontré qu'elle rem-
place très-avantageusement la ligature lente et graduée dans l'ablation
de la plupart des tumeurs pédiculées ou pédiculables, et notamment
dans l'amputation des hémorrhoïdes et autres tumeurs du rectum,
dans l'opération de la fistule à l'anus, dans l'extirpation des polypes de
l'utérus, l'amputation du col de cet organe, l'amputation de la

verge, de la langue, des cancroïdes, des lèvres, et qu'elle a même donné des résultats extrêmement encourageants dans l'amputation des membres.

Considérations générales sur le manuel opératoire de la ligature extemporanée.

Manuel opératoire. — Pour opérer la division des tissus au moyen de la ligature extemporanée, aussi bien que pour l'exécution de toute application de ligature, la première condition est d'embrasser la base des parties à diviser dans une anse formée par le lien constricteur. Rien n'est plus simple quand il s'agit de tumeurs ou d'organes pédiculés placés à la superficie du corps, tels que les polypes cutanés, les végétations diverses développées dans les organes génitaux, ou bien encore certains organes naturellement isolés, tels que la verge, le testicule, les membres thoraciques et pelviens.

Mais il n'en est plus de même quand ces tumeurs ou ces organes sont plus ou moins profondément cachés au milieu de nos tissus. Le chirurgien, alors, est obligé de recourir à certaines manœuvres parfois assez difficiles pour embrasser convenablement les parties dans le lien constricteur. Bien qu'extrêmement variées dans leurs détails, ces manœuvres peuvent être divisées en deux groupes principaux suivant qu'elles ont pour objet des tumeurs pédiculées ou des tumeurs sessiles. Dans le premier cas la tumeur est naturellement conformée pour recevoir l'application de la ligature, seulement l'accès en est rendu plus ou moins difficile par le fait de sa position dans l'intérieur d'une cavité naturelle. Tels sont les polypes du nez, de l'oreille, du pharynx, du larynx, de l'œsophage, de l'utérus, de l'urèthre, du rectum, etc. Dans certains cas le chirurgien peut, en agrandissant par une opération préalable l'ouverture de la cavité, dégager la tumeur et la rendre plus accessible. Presque toujours il essaye de la fixer au moyen d'érignes ou de pinces, afin de faciliter l'application du lien. D'autres fois, au moyen d'instruments spéciaux désignés sous le nom de *porte-ligatures*, il conduit profondément le fil autour du pédicule de la tumeur, ou bien, ce qui est souvent beaucoup plus simple et plus facile, il dispose ce fil en forme d'anse à la fois élastique et rigide, puis, au moyen du constricteur lui-même, servant alors de porte-ligature, il essaye d'engager la tumeur dans cette anse toute préparée. C'est dans ces circonstances surtout que l'on apprécie la supériorité des fils ou des cordes métalliques sur toutes les autres espèces de ligatures : eux seuls, en effet, possèdent à la fois cette souplesse et cette rigidité qui permettent d'en former des anses fixes susceptibles de recevoir et de conserver les formes les plus variées ; tandis que la chaîne articulée, aussi bien que les fils de lin, de chanvre, de soie, sont complétement impuissants à remplir cette indication.

Quand il s'agit d'une tumeur sessile, une autre indication se présente, celle de lui former artificiellement un ou plusieurs pédicules. Pour cela, la science possède un assez grand nombre de procédés. Je me contenterai d'indiquer les plus ingénieux et les plus utiles.

1° Pédiculisation par les aiguilles : ce procédé fort simple consiste à passer au-dessous de la tumeur deux aiguilles en croix et d'appliquer l'anse de la ligature au-dessous de ces aiguilles ; de cette manière, la tumeur se pédiculise par le fait même de la constriction, à la condition, toutefois, que le tissu de la tumeur ne se laisse pas déchirer par les aiguilles.

2° Pédiculisation par dissection : dans quelques cas, lors surtout que la peau qui recouvre la tumeur est saine et qu'il y a lieu de la conserver, le chirurgien opère avec le bistouri l'incision des téguments ; puis, après avoir en partie dégagé la tumeur, il glisse au-dessous l'anse de sa ligature pour achever l'opération. Ce procédé, recommandé surtout par Mayor de Lausanne (1), est certainement un des plus avantageux dans la pratique.

---

(1) Lorsque la tumeur est dure et arrondie, il suffit le plus souvent d'en découvrir les deux tiers antérieurs et même moins, car le cordon placé derrière pourra, si elle n'est pas très-volumineuse, en rompre facilement les adhérences en glissant sur sa face postérieure.

La plupart des tumeurs sont arrondies, et la moitié plus quelque chose étant à nu, il est clair que l'anse peut être portée sur l'hémisphère opposé. Cette anse ne pourra plus reparaître sur l'hémisphère dénudé, parce qu'elle peut être retenue avec une érigne ou même avec les doigts. Celle-ci sera donc forcée de glisser, et de s'enfoncer par derrière. Nous disons glisser, parce

3° Pédiculisation au moyen de la dissection et des aiguilles combinées : c'est encore à Mayor de Lausanne que nous devons ce procédé.
Cet ingénieux chirurgien, qui a tant fait pour la vulgarisation de la
ligature et qui en a poussé les applications plus loin même qu'aucun
chirurgien de notre époque, employait fréquemment pour pédiculiser
les tumeurs de longues aiguilles mousses non trempées qu'il courbait
suivant les exigences, et qu'il introduisait doucement au-dessous des
tumeurs, après avoir disséqué celles-ci dans leur partie superficielle.
Ces aiguilles lui servaient à diriger au-dessous des tumeurs l'anse de la
ligature (1).

4° Pédiculisation par la ligature elle-même. Ce mode de pédiculisation, désigné généralement sous le nom de *ligature à anse*, s'exécute en

---

qu'étant formée d'un cordon passablement épais, elle est peu propre par là à couper et entamer un
corps sphérique ; elle le poussera donc de préférence devant elle et déchirera plutôt le tissu cellulaire et les parties adjacentes, qui sont en général moins dures et moins résistantes que la tumeur
elle-même.

Il arrivera donc de cette manière que le corps étranglé, libre par devant au moyen de la section
de la peau, pourra être expulsé comme le noyau d'une cerise quand on la presse entre les doigts.
(*De la ligature en masse,* p. 220. Paris, 1838.)

(1) Le point essentiel dans ce mode opératoire consiste à forcer le lien de serrer l'endroit même
qu'on lui aurait assigné, ce qui s'obtient de plusieurs manières :

1° En le poussant au delà de l'hémisphère extérieur, si c'est à un corps sphérique que l'on a
affaire ; car, ne pouvant plus revenir en avant, le fil glissera irrémissiblement derrière la tumeur,
en la disséquant ou en l'étranglant à mesure qu'on la fera agir ;

2° En traçant un sillon circulaire autour du corps qu'on veut cerner et en y faisant entrer le fil
constricteur : ainsi logé, son action sera déterminée, et cette espèce de rainure lui fixera sa marche
ultérieure ;

3° En établissant sur le lieu d'élection une ou plusieurs érignes derrière lesquelles on passera le
lien : celui-ci sera forcé de garder la position qu'on vient de lui donner et d'agir en conséquence.

4° En faisant traverser le corps à retrancher par des aiguilles ou des épingles assez longues
pour que leurs deux extrémités débordent celles du plus grand diamètre de la tumeur. C'est derrière ces bouts de métal qu'on fera arriver le cordon, lequel serrera dans le lieu et le sens qu'on
aura fixés à la constriction. Une seconde aiguille poussée perpendiculairement à cette première
tracera mieux encore les limites qu'on voudra assigner à la ligature.

Au premier aperçu, ce trajet des aiguilles peut paraître sinon téméraire, du moins hasardeux, et
l'on a droit de demander comment ce corps aigu, enfoncé si profondément et sans guide, pourra
n'être pas fréquemment poussé sur un vaisseau de gros calibre et comment on viendra à bout
d'éviter un pareil accident. Et d'abord, je rappellerai que mes aiguilles, bien loin d'être aiguës,
sont arrondies et émoussées à leur pointe et qu'elles ne sont nullement tranchantes sur les côtés.
Or, avec cette disposition, les artères petites et grosses, en qualité de corps arrondis et mobiles,
ne se laisseront point entamer par mon instrument et fuiront en glissant à côté, surtout si l'on a
soin de pousser l'aiguille avec une certaine lenteur. (Mayor de Lausanne, *Bandages et appareils,*
p. 223. Paris, 1838.)

passant dans l'épaisseur de la tumeur un certain nombre de liens disposés de manière à former deux ou plusieurs anses qui divisent sa base en autant de pédicules.

Cette méthode comprend deux procédés principaux : la ligature à anses simples ou ligature en arcade, et la ligature à anses excentriques.

La première, préconisée surtout par Récamier pour l'extirpation des tumeurs de la langue et pour l'ablation du cancer annulaire du rectum, s'exécute de la manière suivante : Au moyen d'une aiguille à ligature, on porte sous la base de la tumeur un double lien qu'on laisse en place en dégageant l'aiguille ; à quelques centimètres plus loin on en pose un second, un peu plus loin un troisième, et ainsi de suite jusqu'à ce que la tumeur soit entièrement cernée. Dédoublant alors chacun des liens, on les accouple avec les liens voisins de manière à former une série non interrompue d'arcades, dans laquelle la tumeur se trouve embrassée à sa base. Accouplant ensuite de la même manière les chefs restés libres, on les introduit dans les constricteurs pour achever l'opération.

Par une manœuvre assez simple, on peut rendre l'opération plus rapide ; il faut pour cela se munir d'un lien fort long et d'une aiguille à crochet. On passe d'abord l'aiguille à travers la tumeur, puis sur son crochet on place le lien que l'aiguille entraîne en le doublant comme dans la broderie à crochet. Un peu plus loin on introduit une seconde fois l'aiguille, sur le crochet de laquelle on place une seconde anse, et ainsi de suite. Du reste on peut varier de mille manières ces procédés d'exécution.

Le deuxième procédé, désigné sous le nom de *ligature à anses excentriques,* fut imaginé par Blandin pour la ligature de la langue, et décrit pour la première fois dans un travail que j'ai publié en 1848 (1). Il a pour but de cerner la tumeur par un certain nombre d'anses dont les chefs pendent à l'extérieur, tandis que les anses elles-mêmes se trouvent placées au centre de la tumeur, où elles se regardent par leur convexité.

---

(1) Maisonneuve, *Thèse sur les tumeurs de la langue.* Paris, 1848.

Le moyen que Blandin a imaginé pour obtenir ce résultat est on ne
peut pas plus ingénieux, et d'une grande simplicité d'exécution.

Il n'est besoin pour cela que d'une seule aiguille spiroïde percée près
de sa pointe d'un chas fendu sur le côté et montée sur un manche fixe.

Le chirurgien introduit à la base de la tumeur son aiguille armée
d'une forte ligature, et la fait pénétrer d'abord jusqu'au centre de cette
base, puis, lui faisant décrire une courbe assez courte, vient en faire
sortir la pointe à 3 centimètres au delà du point d'immersion. Il dégage
le fil de son chas, le laisse pendre de côté, et sans retirer l'aiguille,
l'arme d'un second fil ; il retire alors doucement l'aiguille jusqu'au
centre de la tumeur, puis, lui faisant décrire une nouvelle courbe, il
fait sortir la pointe à 3 centimètres plus loin que le premier fil ; là il
dégage le deuxième fil, et lui en substitue un troisième, qu'il conduit
de la même manière jusqu'au centre de la tumeur, pour le faire sortir à
3 centimètres au delà, et ainsi de suite jusqu'à ce qu'il ait circonscrit
par un nombre d'anses suffisant toute la circonférence de la partie malade ; c'est alors seulement qu'il retire définitivement l'aiguille en
entraînant un dernier fil qui complète la série.

La tumeur, comme on le voit, se trouve cernée par un certain
nombre de fils, dont les anses, placées à l'intérieur, se regardent toutes
par leur convexité, tandis que leurs chefs pendent à l'extérieur. On
accouple alors ces chefs, et on les adapte successivement aux instruments destinés à en opérer la constriction. Il est facile de voir que chacune des anses coupe ainsi une portion de la base de la tumeur en agis-
sant de dedans en dehors.

Il n'est pas besoin de dire que ces divers procédés de ligature à anses
ne peuvent être convenablement exécutés que par des liens d'une
grande flexibilité, tels que des cordons de soie ou de chanvre, et que la
chaîne articulée non plus que les fils métalliques ne conviennent aucunement pour cette opération.

DEUXIÈME PARTIE.

Applications spéciales de la ligature extemporanée.

CHAPITRE PREMIER.

DE LA LIGATURE EXTEMPORANÉE DANS LES OPÉRATIONS QUE L'ON PRATIQUE
SUR LES ORGANES GÉNITAUX.

§ 1er. *Extirpation des polypes de l'utérus.*

Il est peu de productions morbides qui se prêtent aussi bien que les polypes utérins aux divers procédés de la ligature ; c'est même à ces sortes de tumeurs que fut, pendant longtemps, presque exclusivement réservé ce mode de division. Toutes cependant n'y sont pas également accessibles ; tels sont, par exemple, ces polypes vésiculeux, multiples, d'un petit volume, qui restent renfermés dans l'intérieur de la cavité utérine, où ils entretiennent parfois des hémorrhagies graves. Contre ces polypes, la ligature est complétement impuissante, tandis que la rugination, la cautérisation, en font facilement justice.

Quant aux autres variétés, du moment qu'elles sont assez volumineuses pour être saisissables avec une pince, la ligature extemporanée leur devient applicable. Seulement, il est facile de comprendre que les indications diverses ne pourront être convenablement remplies que par des instruments susceptibles eux-mêmes de se plier à toutes les exigences, et c'est ici surtout que l'on apprécie les avantages inestimables des fils métalliques, dont on peut à volonté modifier le volume et la rigidité, et dont les anses, à la fois souples et rigides, peuvent prendre toutes les formes et toutes les directions.

1° Quand le polype est peu volumineux, l'opération est ordinairement fort simple : la malade étant couchée sur le bord du lit, les cuisses écartées, le chirurgien introduit un spéculum à développement; puis, quand il a bien reconnu le polype, il le saisit avec une longue pince à griffes et à fermoir, qu'il laisse pendre ou qu'il fait soutenir par un aide. Prenant ensuite le constricteur n° 1, ou serre-nœud de trousse armé d'un simple fil de fer, il dispose ce fil en anse horizontale qu'il glisse par-dessus la pince jusqu'à la base de la tumeur. Quelques légers mouvements suffisent pour faire engager le polype dans cette anse, et pendant que la main gauche tient fixe le serre-nœud en le poussant un peu contre l'utérus, de manière à empêcher l'anse de se relever, la main droite fait manœuvrer la vis jusqu'à ce que le pédicule du polype soit entièrement divisé. Il est bon de conduire cette constriction avec une sage lenteur. Du reste, l'instrument est ainsi disposé, que sa manœuvre s'exécute naturellement, sans précipitation. Après cette opération, un léger tamponnement et quelques jours de repos sont à peine nécessaires; cependant il est bon, par excès de précaution, d'y soumettre les malades.

Plusieurs fois il m'est arrivé d'extirper ainsi avec la plus grande facilité des polypes dont le volume égalait celui d'une cerise, d'une olive ou d'une noix, et cela sans que les malades s'en soient pour ainsi dire aperçues.

2° Quand le polype est trop volumineux pour être embrassé par le spéculum, la manœuvre opératoire doit être modifiée de la manière suivante. Comme toujours, la malade est placée sur le bord du lit, les cuisses écartées et maintenues par des aides; conduisant alors sur le doigt index de la main droite une érigne simple ou double, ou bien une pince de Museux, le chirurgien saisit le polype et le fixe en le faisant maintenir par un aide. Il prend alors son constricteur n° 2, dont la corde en fil de fer a été préalablement disposée de manière à former une anse transversale assez large pour que le polype puisse y passer; or, comme cette anse offre une assez grande rigidité, il est généralement assez facile de la faire pénétrer tout ouverte dans le vagin et d'engager le polype dans son ouverture; avec un peu de patience et en dirigeant l'anse avec le doigt, on parvient enfin à conduire celle-ci jusqu'au pédicule. Il n'est pas nécessaire, du reste, de se préoccuper beaucoup de savoir si l'anse est bien parvenue au point même de l'implantation de ce pédicule ; car, par le fait de la constriction, elle s'y dirige tout naturellement en glissant sur l'espèce de plan incliné que lui présente la face supérieure de la tumeur. Cette tendance de l'anse à se porter vers le point d'implantation du pédicule est telle qu'il est inutile d'exercer aucune traction sur le polype. Ces tractions pourraient même avoir des inconvénients graves en opérant sur les parois utérines une sorte de prolapsus artificiel qui s'introduirait dans l'anse du constricteur et y serait divisé ; aussi nous a-t-il toujours paru convenable de nous borner, pendant la manœuvre de constriction, à maintenir l'instrument sans chercher à l'enfoncer ou à le retirer.

Quelque résistant que puisse être le tissu d'un polype utérin, la corde en fil de fer en opérera toujours la division sans aucune difficulté, et si l'opération est conduite avec précaution, il ne s'écoulera pas de sang. On s'est, du reste, exagéré beaucoup le danger de l'hémorrhagie après l'extirpation des polypes utérins. En effet, rien n'est plus facile que de remédier à cet accident. Il suffit pour cela d'un tamponnement simple avec le coton ou la charpie, ou tout au plus d'un peu de perchlorure de fer. Aussi n'est-ce pas seulement à cause de sa puissance hémostatique que nous préférons la ligature extemporanée à toute autre méthode, mais encore et surtout à cause de son innocuité et de sa facilité d'exécution.

PREMIÈRE OBSERVATION.

Petit polype implanté dans la cavité du col. — Ligature extemporanée. —
Guérison immédiate.

Madame C..., âgée de trente-cinq ans, d'une constitution sanguine, mère de quatre enfants dont le dernier a quatre ans, souffrait depuis dix-huit mois environ de pertes blanches abondantes, et de plus éprouvait dans ses règles un dérangement considérable. Ces évacuations, qui venaient autrefois à jour fixe et ne duraient guère que trois à quatre jours avec une abondance médiocre, se répétaient maintenant plusieurs fois dans le mois et dégénéraient en hémorrhagies inquiétantes. Alarmée de ces accidents, contre lesquels les traitements médicaux restaient impuissants, madame C.... désira prendre l'avis d'un chirurgien et vint me consulter. Il me fut facile de reconnaître au toucher l'existence d'un petit polype du volume environ d'une grosse cerise, embrassé encore dans sa partie supérieure par l'orifice utérin. Le col de l'organe était légèrement hypertrophié, mais tout le reste était dans un état parfaitement normal.

Le spéculum ayant confirmé de tout point le résultat du toucher, je dis à la malade qu'elle était affectée d'un polype, que c'était de là que venaient tous les accidents dont elle était si justement alarmée, et je l'engageai à en faire pratiquer l'extirpation.

Cette opération fut pratiquée le 16 septembre 1858 de la manière suivante :

La malade étant couchée en travers sur son lit, en face d'une fenêtre bien éclairée, les cuisses écartées et maintenues par deux aides, j'introduisis le spéculum à développement, de manière à découvrir parfaitement le col utérin et le polype, qui proéminait à travers son orifice. Faisant ensuite fixer le spéculum par un aide, j'introduisis mon serre-nœud de trousse armé d'un fil de fer, préalablement disposé de manière à former une anse de 1 centimètre et demi de diamètre et que j'avais pris soin de rendre transversale ; il me suffit d'appuyer un peu cette anse contre le polype pour forcer celui-ci à s'engager dans l'espèce d'anneau qu'elle formait.

Dès lors, il ne me restait plus qu'à opérer la constriction, ce que je fis sans autre précaution que de pousser doucement le serre-nœud contre l'utérus. L'anse, en se rétrécissant peu à peu, glissa d'abord sur la face supérieure du polype jusqu'à ce qu'elle se trouvât arrêtée par l'adhérence du pédicule, de sorte que la constriction fut ainsi naturellement exercée sur le point même où le pédicule adhère à l'utérus. Bientôt le pédicule fut coupé, et le polype fut retiré, adhérant encore à l'extrémité de l'instrument dans la fente duquel une portion de son tissu avait été entraînée par le fil.

L'opération tout entière ne dura guère que trois ou quatre minutes. Il ne parut aucune trace d'écoulement sanguin, et, dès le lendemain, la malade put se lever et vaquer à ses occupations, sans qu'il survînt le moindre accident.

DEUXIÈME OBSERVATION.

Polype fibreux à pédicule très-large, implanté dans la cavité même du corps de l'utérus. — Extirpation par la ligature extemporanée. — Guérison.

Le 11 juin 1858, je fus appelé pour une dame âgée de trente-huit ans, mère de deux enfants, dont le plus jeune âgé de cinq ans. Cette dame était, depuis près de deux ans, en proie à des hémorrhagies incessantes qui l'avaient réduite au dernier degré d'épuisement. Elles étaient entretenues par un polype dont l'existence fut d'abord méconnue, alors qu'il était encore renfermé dans la cavité utérine, où il avait son origine. Pendant toute cette première période, qui dura près d'une année, la malade était en proie non-seulement à des hémorrhagies abondantes, mais encore à des douleurs qui parfois devenaient excessives. Ces dernières cessèrent lorsque le polype eut franchi complétement le col; mais les hémorrhagies n'éprouvèrent aucun changement. Plusieurs chirurgiens, appelés à diverses époques, avaient conseillé l'opération; mais, effrayés par l'état d'épuisement de la malade, et peut-être aussi par la largeur du pédicule, ils avaient hésité à l'entreprendre.

Lorsque je fus appelé, je constatai que le vagin était rempli et distendu par une tumeur plus grosse que le poing, autour de laquelle le doigt ne passait que très-difficilement. Je parvins cependant à reconnaître le col utérin, dont l'orifice distendu faisait bourrelet autour de son segment supérieur.

Je pensai dès lors qu'il me serait possible d'embrasser la tumeur dans l'anse d'une forte ligature et d'en opérer l'extirpation au moyen d'une constriction énergique. Pour cela, je pris une corde en fil de fer fin composée de douze brins et représentant 2 millimètres de diamètre. Je conduisis non sans peine cette corde autour de la tumeur au moyen de mes doigts seuls. Je fus singulièrement aidé dans cette manœuvre par la rigidité même qu'elle présentait, ce qui me permettait d'exercer sur elle une pression assez forte pour la faire pénétrer entre la tumeur et les parois du vagin. Je parvins ainsi avec quelque patience à embrasser la tumeur avec le lien métallique; puis, ayant adapté la corde à mon constricteur n° 2, je procédai à la constriction. On remarquera que je n'ai point été obligé de fixer le polype avec des érignes, le volume de la tumeur suffisant pour l'immobiliser dans le vagin.

La constriction fut conduite avec lenteur, de manière à permettre à l'anse de glisser peu à peu sur la face supérieure de la tumeur, jusqu'à l'insertion de

son pédicule. Il y eut un moment où l'opération devint extrêmement douloureuse, mais ce moment fut court; bientôt je sentis que le tissu de la tumeur
cédait sous la constriction, et la corde finit par se dégager tout à fait. La
tumeur était trop volumineuse pour sortir d'elle-même par la vulve, il me
fallut la saisir avec des érignes et exercer sur elle d'assez fortes tractions. Enfin
elle fut extraite. Il ne s'écoula que fort peu de sang. Je crus cependant, par
prudence, devoir introduire quelques tampons de charpie pour prévenir tout
accident de ce côté.

La tumeur était formée par un corps fibreux ovoïde, revêtu d'une espèce
de membrane vasculaire qui faisait corps avec lui. Son poids était de 80 gram-
mes, son volume celui d'un gros œuf d'oie.

Aucun accident ne survint à la suite de cette opération; les pertes, qui
étaient presque incessantes, cessèrent complétement; elles furent remplacées
par une suppuration qui cessa elle-même vers le dix-huitième jour, et la malade, qui chaque jour voyait ses forces revenir, se trouva complétement rétu-
blie au bout d'un mois à peine.

TROISIÈME OBSERVATION.

Énorme champignon cancéreux du col de l'utérus. — Ligature extemporanée.
— Guérison temporaire.

Martin (Augustine), âgée de trente-deux ans, porteuse de pain, entre le
24 juin 1858 à l'hôpital de la Pitié, pour y être traitée d'un énorme fongus du
col utérin dont elle ne peut préciser le début. Elle dit seulement que, depuis
trois mois, elle éprouve dans les reins un sentiment de pesanteur qui lui rend
très-pénible son travail habituel.

L'examen au doigt fait reconnaître l'existence d'un énorme champignon
dont le pédicule fort large est formé par le col utérin lui-même, mais considérablement hypertrophié, et dont le globe, plus volumineux que le poing,
distend le vagin en descendant jusqu'à la vulve. Ce fongus ressemble assez
bien à une grosse morille ou à un chou-fleur. Son tissu est mou et saignant; le
vagin ne participe pas à la dégénérescence. On ne constate pas d'engorgement ganglionnaire dans le ventre. Je fis connaître à la malade qu'une opération était nécessaire pour la débarrasser de cette tumeur. Elle y consentit, et
j'y procédai le 27 juin de la manière suivante : la malade étant placée sur

le bord de son lit, les cuisses écartées et maintenues par des aides, je pris mon constricteur moyen muni d'une corde en fil de fer. Je disposai cette corde de manière à en former une anse transversale ; j'introduisis celle-ci dans le vagin, en ayant soin de comprendre la tumeur dans son ouverture, ce qui ne fut pas très-difficile, vu la rigidité de l'anse et la mollesse de la tumeur. Quand je me fus assuré avec le doigt que l'anse métallique était parvenue au pédicule de la tumeur, je fis manœuvrer la vis de l'instrument, et en quelques secondes la constriction exercée par la corde sépara la tumeur de son insertion, en ne donnant lieu qu'à un très-faible écoulement de sang. Au moyen d'une forte érigne, je saisis la tumeur et en fis l'extraction ; je déblayai le vagin, je fis ensuite un léger tamponnement avec de la charpie, et je fis replacer la malade dans son lit.

Aucun accident ne vint compliquer la marche des choses ; seulement, ainsi que je le savais à l'avance, la ligature ne pouvait détruire qu'une partie du mal, dont les racines se prolongeaient jusque vers le corps de l'organe. Je dus donc plus tard soumettre la malade à un traitement par les caustiques.

Je pourrais accumuler en assez grand nombre des faits analogues ; mais ces trois observations spécimen m'ont paru suffire pour donner une idée nette du mode d'application de la ligature aux principales variétés de polypes utérins, et servir de guide aux praticiens pour la plupart des éventualités.

§ 2. *Amputation du col de l'utérus.*

Proposée par Lazari, préconisée surtout par Mayor de Lausanne, qui y a consacré un mémoire spécial (1), la ligature, comme moyen de pratiquer l'amputation du col de l'utérus, fut longtemps dédaignée des chirurgiens, qui lui préféraient l'excision par les instruments tranchants.

Il est certain cependant que, telle qu'elle était pratiquée alors, la ligature avait sur l'excision l'incontestable avantage d'abord de mettre à l'abri de l'hémorrhagie, d'autre part et surtout d'éviter l'accident si redoutable de la perforation du péritoine. Mais, il faut le dire, ces

______

(1) **Mayor de Lausanne**. *Mémoire sur la ligature appliquée à l'amputation du col de l'utérus.* In-8°. Paris, 1832.

avantages étaient en partie neutralisés par l'insuffisance des moyens de constriction, qui rendait cette méthode opératoire d'une exécution trop lente, trop douloureuse et trop difficile. Grâce aux derniers perfectionnements apportés dans la confection des instruments constricteurs, ces inconvénients n'existent plus, et nous dirons même que, sous le rapport de l'exécution, l'opération par la ligature est désormais plus rapide, plus simple et moins douloureuse que par toute autre méthode, sans avoir rien perdu de son innocuité relativement à l'hémorrhagie et à la perforation du cul-de-sac péritonéal ; aussi pensons-nous qu'elle ne tardera pas à devenir la méthode véritablement classique.

Indications générales de l'amputation du col utérin.

C'est surtout contre la dégénérescence cancéreuse ou cancroïde du col utérin que l'amputation de cet organe a été recommandée. La plupart des opérations d'Osiander, de Dupuytren, de Lisfranc, de Velpeau, n'ont eu lieu que dans ces circonstances ; tout récemment, néanmoins, M. Huguier a fait à l'Académie de médecine lecture d'un mémoire d'un haut intérêt, duquel il résulte que cette opération est encore appelée à rendre d'importants services dans une altération jusqu'alors peu connue ou du moins imparfaitement appréciée, et qu'il désigne sous le nom d'hypertrophie du col. D'après ce savant praticien, la plupart des affections considérées autrefois comme des prolapsus utérins ne seraient autre chose qu'un allongement morbide du col, sans que le corps de l'organe ait en aucune façon subi de déplacement, et le véritable remède de ces faux prolapsus consisterait, non pas dans l'emploi des pessaires destinés à soutenir la matrice, mais bien dans la résection du col, dont la longueur excessive causerait tous les accidents.

Sans avoir personnellement encore d'expérience suffisante de ce fait pour en affirmer l'exactitude, nous pensons, d'après la haute opinion que nous avons de la sévérité scientifique de notre savant collègue, que cette idée se confirmera. Dans ce cas, l'amputation du col de l'utérus trouverait des applications beaucoup plus fréquentes que par le passé.

Quoi qu'il en soit, voici le procédé auquel nous croyons devoir accorder la préférence.

1er TEMPS. — *Application des érignes.* — La malade étant couchée sur le bord du lit, les cuisses écartées et soutenues par des aides, le chirurgien, assis sur une chaise, introduit un spéculum à développement, pour mettre bien à découvert le col utérin, le saisit avec une forte pince de Museux et retire le spéculum devenu inutile.

On peut modifier ce premier temps dé l'opération en supprimant l'introduction du spéculum, qui, dans les cas où le col utérin est affecté de cancer ou offre un volume un peu trop considérable, gènerait plutôt qu'il ne favoriserait l'application des érignes. Le chirurgien alors, introduisant le doigt index de la main gauche dans le vagin, glisse dessus la pince de Museux, et saisit le col en implantant dans son tissu les griffes de cette érigne. Si le col est seulement hypertrophié, l'implantation de la pince s'effectue sans difficulté ; mais si cet organe est affecté d'une dégénérescence cancéreuse, cancroïde ou autre, et surtout si la dégénérescence s'élève très-près de l'insertion du vagin, on ne saurait prendre trop de précautions pour l'exécution de ce premier temps. En effet, le chirurgien se trouve ici entre deux écueils : d'une part, si elles sont implantées trop bas, ses érignes portent sur la partie malade elle-même, ce qui l'expose à en laisser une partie, ou à voir les tissus se déchirer sous la moindre traction pendant qu'il fera l'introduction de l'instrument-constricteur ; d'autre part, s'il les implante trop haut, les griffes de son instrument peuvent pénétrer dans le sillon même que le vagin forme en se continuant sur le col, et alors il n'est pas impossible que le cul-de-sac péritonéal postérieur vienne à être compris dans la constriction ; c'est surtout dans l'implantation de l'érigne postérieure que le chirurgien doit redoubler d'attention, parce que c'est en arrière du col que le cul-de-sac du péritoine est le plus rapproché du sillon utéro-vaginal. C'est à peine si dans ce point le péritoine a plus d'un demi-centimètre de profondeur.

2e TEMPS. — *Application de l'instrument constricteur.*

A. *Choix de l'instrument.* — Ici, comme dans la plupart des opérations que l'on pratique sur des tumeurs un peu résistantes, l'instrument que nous préférons est le constricteur moyen, muni d'une corde en fil de fer ; cette corde, flexible en tous sens, jouit néanmoins d'une rigidité suffisante pour qu'on puisse en former une anse fixe susceptible d'être introduite tout ouverte dans le vagin.

B. *Introduction de l'instrument.* — Le constricteur, armé de sa corde en fil de fer, étant convenablement disposé, le chirurgien le glisse par-dessus les érignes, confie celles-ci à un aide, et introduit lui-même, avec précaution, l'anse métallique dans l'intérieur du vagin ; il la pousse doucement, en la dirigeant avec le doigt index de la main gauche, jusqu'à ce que le col soit convenablement embrassé. Nous conseillons de s'arranger de manière que la partie libre de l'anse horizontale soit tournée en avant, c'est-à-dire que l'anneau terminal de l'instrument constricteur soit lui-même placé dans le cul-de-sac postérieur du vagin. Le but de cette disposition est de mettre plus sûrement encore à l'abri de l'ouverture du cul-de-sac péritonéal postérieur. En effet, dans le mouvement de constriction, l'anse, bien qu'horizontale, tend cependant à se redresser un peu, et sa partie libre presse par con-séquent avec plus de force sur le point auquel elle correspond que ne le fait l'anneau de l'instrument lui-même ; il en résulte, que si cette anse était dirigée du côté postérieur, et que l'érigne, en exerçant une trac-tion un peu trop forte sur le col, vînt à faire proéminer en bas le cul-de-sac du péritoine ; il en résulte, dis-je, que ce cul-de-sac serait plus exposé à être saisi du côté où cette anse presse de bas en haut contre les parois vaginales, que du côté où l'anneau de l'instrument tend au con-traire à s'écarter dans une direction inverse.

3° TEMPS. *Constriction.* — Aussitôt que l'anse métallique est convena-blement placée autour du col, le chirurgien tourne doucement le volant de la vis, en tenant de la main gauche l'instrument immobile. Après que l'on a donné quelques tours de vis, il est bon d'introduire l'index de la main gauche dans le vagin pour reconnaître si le col est bien saisi, si les érignes ne sont pas comprises dans la constriction, si l'anse du constricteur ne s'est pas déplacée. Quand on a bien exploré l'état des choses et qu'on a trouvé tout en état, ou qu'on a remédié aux diverses irrégularités, on continue l'opération en tournant le volant de la vis jusqu'à section complète de l'organe. Cette dernière partie de l'o-pération, la seule qui soit un peu douloureuse, ne se prolonge guère au delà de deux minutes et demie à trois minutes. Aussitôt qu'elle est terminée, le chirurgien doit jeter un coup d'œil sur la portion enlevée pour juger de l'état des tissus au niveau de la section ; il introduit ensuite le doigt pour explorer le fond du vagin et voir si quelque point malade ne lui aurait pas échappé.

Après cette opération, il ne survient ordinairement aucune hémorrhagie, et nous n'avons pas l'habitude de faire de tamponnement.

On devra néanmoins surveiller attentivement les malades, afin qu'à la première alerte on puisse employer les précautions convenables.

Suites ordinaires de l'opération.

Dans le plus grand nombre des cas les suites de l'opération sont assez simples. La surface traumatique, dont les orifices vasculaires ont été fortement comprimés, ne laisse suinter d'abord qu'une sérosité roussâtre. Plus tard, il s'y développe un travail phlegmasique qui, suivant la susceptibilité des sujets, produit plus ou moins de réaction sur l'état général. Vers le quatrième jour la suppuration s'établit, les phénomènes de réaction disparaissent, et bientôt le travail de cicatrisation commence, pour se terminer au bout de six semaines environ.

Malheureusement les choses ne se passent pas toujours d'une manière aussi simple. Quelquefois la malade est prise, immédiatement après l'opération, d'accidents nerveux, de spasmes plus ou moins violents ; d'autres fois, au lieu de se borner à la surface traumatique, le travail inflammatoire envahit l'utérus tout entier et donne lieu à tous les phénomènes de la métrite. Enfin, dans quelques cas, ce travail inflammatoire peut se propager au péritoine et donner lieu aux formidables accidents de la péritonite.

Si maintenant nous cherchons à comparer les résultats de la ligature telle que nous venons de la décrire avec ceux de la méthode ordinaire de l'excision par l'instrument tranchant, nous dirons que les accidents dont nous venons de parler sont communs à l'une et à l'autre méthode, qu'ils sont peut-être même plus fréquents et plus graves après l'excision qu'après la ligature, et, d'une autre part, nous verrons que cette dernière méthode est à peu près complétement exempte de toute une série d'autres accidents non moins redoutables, que l'on observe si fréquemment après l'excision, et qui comprend l'hémorrhagie, l'infection purulente et l'ouverture du cul-de-sac péritonéal.

D'une autre part, sous le rapport du manuel opératoire, l'amputation du col de l'utérus par la ligature extemporanée est à la fois beaucoup plus simple, plus facile et moins effrayante pour la malade et le chirurgien que l'excision; de sorte qu'à tous égards cette opération nous paraît devoir être préférée.

PREMIÈRE OBSERVATION.

Cancroïde de l'utérus. — Amputation du col par la ligature extemporanée. — Guérison très-prompte et sans le moindre accident.

Sailly (Joséphine), âgée de trente et un an, lingère, me fut adressée, le 11 mars 1859, par mon excellent collègue M. le docteur Nonat, médecin de l'Hôtel-Dieu.

Cette femme me dit que depuis près de dix-huit mois elle était affectée de pertes blanches abondantes et fétides, que depuis trois mois à ces flueurs blanches se mêlaient fréquemment des pertes rouges qui dégénéraient même en véritables hémorrhagies. Elle me dit aussi que depuis l'apparition de ces accidents sa santé s'altérait de jour en jour, qu'elle avait considérablement maigri; que son teint, autrefois assez frais, s'était décoloré; que ses forces l'abandonnaient et qu'elle sentait arriver sa fin. Du reste elle n'accusait qu'une douleur sourde, ou plutôt une pesanteur dans la région de la matrice et dans les reins.

Le toucher me fit reconnaître l'existence d'une espèce de champignon en forme de morille, dont le pédicule était formé par le col utérin lui-même; ce champignon était creusé dans son milieu d'une excavation qui n'était autre que l'orifice du canal utérin, et dans laquelle le bout du doigt pénétrait à 2 centimètres environ de profondeur. Du reste, la dégénérescence était parfaitement circonscrite au col et n'envahissait en aucun point les parois du vagin.

Les conditions étaient donc parfaites pour l'opération. Celle-ci ayant été agréée par la malade, j'y procédai, le 12 mars, de la manière suivante :

La malade étant placée sur le bord de son lit, les jambes écartées et maintenues par deux aides, j'introduisis dans le vagin une forte pince-érigne, avec laquelle je saisis le col de l'utérus immédiatement au-dessus de la limite de la dégénérescence. Prenant aussitôt mon constricteur, dont la corde en fil de fer avait été disposée en anse transversale, je passai les branches de la pince dans l'anneau de l'anse, et je poussai doucement celle-ci dans le vagin jusqu'à ce qu'elle fut parvenue au collet qui limitait l'implantation du fongus sur les parties saines. Cette première partie de l'opération fut très-simple et ne dura que quelques instants. Dès que je me fus assuré que le col utérin était bien exactement embrassé par l'anse métallique dans sa partie saine, je fis manœuvrer doucement le volant du constricteur, de manière à exercer une certaine compression sur les tissus embrassés.

Plusieurs fois, pendant cette constriction préliminaire, j'explorai l'utérus pour m'assurer que l'anse embrassait bien le col dans le point où j'avais décidé de faire l'amputation; puis, voyant que tout était en ordre, je fis manœuvrer le volant de la vis jusqu'à division complète des tissus. Ce dernier temps de l'opération, le seul qui soit un peu douloureux, ne dura pas plus d'une minute et demie. Il s'écoula à peine quelques gouttes de sang. Je ne crus pas devoir pratiquer de tamponnement, et la malade fut replacée dans son lit, où je recommandai qu'elle restât parfaitement tranquille, les cuisses et les jambes légèrement fléchies et les jarrets soutenus par un coussin.

La tumeur, examinée avec soin, représentait parfaitement l'aspect d'une morille grosse comme un œuf de poule; elle avait pour pédicule le col utérin, dont les deux lèvres avaient été comprises dans la ligature, mais seulement à une faible profondeur, de sorte que le col conservait encore une certaine saillie.

Les suites de cette opération furent d'une simplicité extrême; il ne se manifesta aucune réaction inflammatoire : dès le premier jour, la malade put prendre des bouillons, le lendemain des potages, et le troisième jour elle mangeait une portion. Du côté de la plaie, tout se borna à un suintement séro-sanguin pendant les deux premiers jours, puis purulent; celui-ci diminua même assez vite, et aujourd'hui, vingtième jour de l'opération, c'est à peine s'il en reste des traces. La cicatrice est presque terminée, la malade a en partie recouvré ses forces et se dispose à quitter l'hôpital dans quelques jours.

DEUXIÈME OBSERVATION.

*Cancroïde très-avancé du col de l'utérus. — Amputation sur la dernière limite
de l'organe au moyen de la ligature extemporanée. — Guérison.*

Le 7 février 1859, je fus appelé par mon excellent collègue le docteur
Nonat pour une dame de sa clientèle, madame L..., qui était atteinte d'une
dégénérescence cancroïde du col de l'utérus, à laquelle il pensait qu'une
opération pourrait être nécessaire. Cette dame, âgée de quarante et quelques
années et mère de plusieurs enfants, était depuis plusieurs mois tourmentée
par un écoulement vaginal d'une odeur fétide, d'une couleur jaunâtre, et
auquel s'ajoutaient fréquemment des pertes sanguines plus ou moins abondantes.

En examinant avec soin l'état du col utérin, sur lequel du reste M. le docteur Nonat m'avait déjà donné des renseignements extrêmement précis, je
constatai que le col était le siége d'une dégénérescence fongueuse qui avait
envahi presque toute sa partie libre et se prolongeait même un peu dans le
sillon utéro-vaginal du côté gauche.

Je fis connaître à mon éminent confrère que, malgré cette dernière circonstance fort grave, je ne considérais pas l'opération comme impossible, et
nous convînmes d'y procéder le lendemain, 8 février.

La malade étant placée sur le bord de son lit, les jambes écartées et soutenues par deux aides, j'introduisis dans le vagin une érigne double, que je
dirigeai sur mon doigt jusqu'au col de l'utérus, où je l'implantai au-dessus
de la limite du mal, du côté droit et en avant. J'en pris ensuite une seconde,
que j'introduisis de la même manière et que j'implantai avec un soin extrême
le plus près possible de la limite du mal, du côté gauche et en arrière, c'est-
à-dire du côté où la dégénérescence avait envahi le cul-de-sac utéro-vaginal
postérieur. Prenant ensuite mon constricteur moyen, armé d'une corde en
fil de fer, à laquelle j'avais donné la forme d'une anse horizontale de 4 centimètres de diamètre, je passai dans cette anse les manches des deux érignes,
que M. Nonat voulut bien tenir, pendant que, de mon côté, j'introduisais
dans le vagin l'anse métallique tout ouverte, en dirigeant son introduction
avec mon doigt. J'arrivai ainsi promptement à mettre l'anse métallique en
contact avec le col utérin. Pour le faire passer dans l'ouverture de l'anse, il
me fallut quelques précautions, parce que le fongus avait un volume assez

considérable; mais en aidant avec mon doigt, qui pressait le fongus de bas en haut pour le forcer de pénétrer dans l'ouverture, je parvins bientôt à placer convenablement le fil métallique autour du collet de la dégénérescence. Je fis alors mouvoir doucement le volant de la vis pour opérer la constriction; de temps en temps je m'arrêtais pour examiner si l'anse métallique ne changeait pas de position et si les tissus que je voulais détruire restaient bien embrassés dans son anneau. Quand j'eus acquis la certitude que tout se passait régulièrement, j'activai la constriction en faisant mouvoir rapidement le volant de la vis, et en moins d'une minute, à partir de ce moment, l'opération fut achevée.

Je portai aussitôt les doigts dans le vagin pour explorer l'état des choses, surtout le cul-de-sac utéro-vaginal postérieur pour lequel j'avais conservé de sérieuses appréhensions. Je constatai qu'il ne restait plus rien de la dégénérescence, que la section avait été parfaite; mais je trouvai que dans le cul-de-sac utéro-vaginal postérieur la cloison était pour ainsi dire réduite au péritoine. Après en avoir fait l'observation à mon collègue, je recommandai bien 1° de ne faire, sous aucun prétexte, ni injection ni tamponnement; 2° de laisser la malade dans un état de calme et d'immobilité parfaite, et j'eus soin de maintenir les jambes et les cuisses demi-fléchies au moyen de coussins placés sous les jarrets.

Le jour même de l'opération, la malade eut des accidents nerveux assez graves d'abord, des demi-syncopes, puis une sorte de refroidissement général qui exigea l'emploi de linges chauds, de gouttes cordiales. Le deuxième jour le ventre devint douloureux, la malade fut tourmentée par des nausées fréquentes, qui furent combattues avec succès par l'eau de Seltz et la glace. Le troisième jour la réaction fébrile prit une intensité assez vive et se prolongea pendant cinq ou six jours : il était évident que la malade était sous l'influence d'une métro-péritonite localisée dans le petit bassin.

Grâce aux soins habiles de M. Nonat, ces accidents furent maîtrisés, et aujourd'hui, 2 avril, la malade est complétement rétablie.

TROISIÈME OBSERVATION.

Énorme fongus du col utérin. — Amputation par la ligature extemporanée
au moyen d'une simple ficelle. — Guérison.

Rateau (Reine), âgée de trente-sept ans, couturière, vint à l'hôpital de la
Pitié, le 1er avril 1857, pour y être traitée d'un énorme fongus du col utérin,
dont elle faisait remonter l'origine à plus d'une année. Malgré la longue durée
de cette affection, malgré les pertes leucorrhéiques et sanguines abondantes
auxquelles elle était en proie, cette femme avait conservé les apparences d'une
santé encore robuste. Du reste, bien qu'ayant acquis un développement
énorme (il formait un champignon du volume du poing), le mal était complétement circonscrit au col même de l'utérus et ne se prolongeait pas sur le
vagin. M. Maisonneuve conseilla l'amputation par la ligature extemporanée,
et l'exécuta, le 10 avril, de la manière suivante :

La malade étant placée sur le bord du lit dans la position ordinaire pour
ces sortes d'opérations, M. Maisonneuve implanta d'abord dans la tumeur
deux érignes doubles, puis, glissant autour de la tumeur une forte ficelle de
3 millimètres environ de diamètre, il la cerna au niveau de son pédicule, en
n'employant, pour ce premier temps de l'opération, d'autre instrument que
ses doigts. Aussitôt que la ligature eut été placée, ses deux chefs furent réunis
et passés dans l'anneau d'un constricteur moyen, qui fut ensuite introduit lui-
même dans le vagin et poussé jusqu'au pédicule même de la tumeur. Une
première constriction fut exercée au moyen d'une simple traction sur les
chefs de la ligature; ceux-ci furent ensuite noués ensemble et accrochés au
curseur de l'instrument; après quoi le chirurgien fit manœuvrer le volant de
la vis jusqu'à division complète du col.

Les suites de cette opération furent de la plus grande simplicité, aucun
accident ne vint entraver la guérison, et la malade sortit de l'hôpital
le 4 mai 1857.

CHAPITRE DEUXIÈME.

DE LA LIGATURE EXTEMPORANÉE DANS LES TUMEURS DES ORGANES GÉNITAUX
DE L'HOMME.

Parmi les opérations que réclament les affections des organes génitaux de l'homme, il en est un certain nombre dans lesquelles la ligature extemporanée peut trouver parfois une utile application. Telles sont l'amputation de la verge, la castration, l'opération du varicocèle, du phimosis, l'extirpation des végétations ou de toute autre tumeur pédiculée développée dans ces régions.

Nous dirons néanmoins qu'ici la supériorité de la ligature extemporanée sur les autres méthodes n'est peut-être plus aussi marquée que dans les opérations dont nous avons parlé précédemment, et que même elle expose parfois à des accidents assez graves.

La raison de cette différence tient à deux causes pour ainsi dire opposées : ou bien, en effet, les vaisseaux intéressés dans l'opération ont si peu d'importance (comme par exemple ceux des bourses), que les propriétés hémostatiques de la ligature deviennent à peu près inutiles ; ou bien, au contraire, ces vaisseaux sont tellement constitués (comme par exemple l'artère spermatique et l'artère du corps caverneux), que la ligature extemporanée reste parfois insuffisante pour empêcher l'hémorrhagie, et qu'on est obligé alors de recourir à la ligature permanente.

§ 1er. *Amputation du testicule.*

Dans l'art vétérinaire, où la castration s'opère exclusivement sur des testicules sains et sur ces deux organes à la fois, la ligature extemporanée présente en général une application facile ; l'anse du constricteur, en effet, peut, sans préparation aucune, saisir les bourses à leur base et diviser d'un seul coup les téguments et le cordon spermatique. Mais chez l'homme, au contraire, où la castration ne se pratique habituellement que sur un seul testicule, et alors que cet organe a subi dans son volume, sa structure et sa vascularité des modifications plus ou moins

importantes, alors surtout que les enveloppes sont plus ou moins alté-
rées, l'opération exige en général des dissections délicates pour lesquelles
l'instrument tranchant est de beaucoup préférable à la ligature extemporanée. D'une autre part, ainsi que nous l'avons dit plus haut, cette
ligature extemporanée a le grave inconvénient d'être insuffisante pour
empêcher avec certitude l'hémorrhagie de l'artère spermatique. Or, en
médecine opératoire, nous ne connaissons rien de plus dangereux que
ces procédés incertains qui réussissent un jour et font faute le lendemain.
Après un certain nombre d'essais nous avons donc cru devoir y renon-
cer. Plusieurs fois, en effet, il nous est arrivé de voir survenir deux ou
trois heures après l'opération des hémorrhagies assez considérables, et
dont le moindre inconvénient a été de retarder la cicatrisation autant
et plus que ne l'aurait fait la présence d'une ligature permanente sur le
cordon testiculaire; et nous savons que dans un des hôpitaux de Paris
un malade opéré par cette méthode a été pris d'hémorrhagies graves et
qu'il a fini par succomber.

Devons-nous attribuer cet accident à la structure toute particulière
de l'artère spermatique, dont la tunique moyenne présente, dans l'état
normal, une épaisseur et une élasticité relativement beaucoup plus considérables que dans aucune autre artère de l'économie, et où, par conséquent, la tunique celluleuse qui seule, comme on le sait, produit l'oblitération des tubes artériels en s'effilant comme un tube à la lampe, n'est
plus assez puissante pour résister à la fois à l'impulsion du sang et à
l'élasticité de la tunique moyenne; ou bien la vascularité anormale des
testicules malades dont on opère l'extirpation a-t-elle produit dans l'artère une modification qui rend son oblitération plus difficile? Nous n'af-
firmerons rien à cet égard. Toujours est-il que ces faits sont graves et
qu'ils nous paraissent de nature à compromettre la généralisation de
cette méthode dans l'opération qui nous occupe. D'autant plus que la
méthode ordinaire, qui consiste dans la dissection des parties molles
avec le bistouri et l'application d'une ligature permanente sur le
cordon que l'on coupe ensuite au-dessous, a non-seulement l'avantage
d'éviter avec certitude tout danger d'hémorrhagie, mais encore celui
de s'appliquer à tous les cas, même les plus difficiles et les plus compli-

qués, et cela sans que, sous les autres rapports, elle présente plus de
gravité que la ligature extemporanée.

§ **2.** *De la ligature extemporanée dans l'opération du varicocèle.*

Ce que nous venons de dire du danger de l'hémorrhagie après l'opération de la castration par la ligature extemporanée s'applique de tous
points à l'emploi de cette méthode dans l'opération du varicocèle. Bien
que, pour notre part, nous n'ayons pas eu d'accident de ce genre à
déplorer, nous savons qu'il s'en est produit. Aussi, sans repousser ce
mode opératoire, pensons-nous qu'il importe de l'employer avec de
grandes précautions et de conduire la constriction avec une extrème
lenteur. Du reste, deux procédés existent pour l'exécution de cette opération : 1° le procédé de la section simple ; 2° celui de l'excision.

1° Section simple. Ce procédé consiste à passer sous le paquet des
veines variqueuses du cordon un fil fort dont on rassemble ensuite les
deux chefs dans l'anneau du constricteur pour les fixer au bouton du
curseur. Je me sers pour cela de l'aiguille à varicocèle dont l'extrémité
mousse porte une cavité munie d'un pas de vis. Je visse sur cette
aiguille un fil de fer d'un millimètre et demi de diamètre ; je passe l'aiguille ainsi armée sous les veines préalablement dégagées du canal
déférent, puis j'opère la constriction jusqu'à section complète des
veines et de la peau. Le constricteur de trousse suffit parfaitement pour
cette opération.

2° Excision. Dans ce deuxième procédé, l'aiguille, non armée de son
fil, est, comme précédemment, passée sous le paquet des veines variqueuses, où elle reste en place faisant saillie par sa pointe et par sa
base. Au-dessous de ses deux chefs on passe l'anse du fil de fer, qui embrasse ainsi dans une même constriction les veines et les téguments en
les pliant sur la tige inflexible de l'aiguille. Il en résulte que chacun des
tissus ainsi étranglés éprouve une perte de substance d'une étendue
assez considérable.

Mais, comme nous l'avons dit plus haut, ces procédés, grâce à l'in-
certitude de leur puissance hémostatique, ne nous paraissent point

devoir remplacer, dans la pratique, les procédés ordinaires de la ligature permanente, qui ont l'avantage d'être, pour le moins, aussi simples dans leur exécution et de donner en même temps toute sécurité contre l'hémorrhagie.

§ 5. *Application de la ligature extemporanée à l'opération du phimosis.*

Les raisons qui nous ont fait rejeter sur le second plan la ligature extemporanée dans l'opération du varicocèle ou de la castration n'existent plus pour le phimosis. Aussi, malgré la promptitude et la simplicité de l'opération par l'instrument tranchant, surtout depuis l'invention des serre-fines, cette méthode peut-elle trouver ici d'utiles applications. En la combinant avec l'incision nous l'employons avec avantage dans les cas de phimosis compliqués d'engorgement considérable du prépuce, ainsi qu'on l'observe assez souvent dans la balanite ulcéreuse. Pour cela nous fendons de deux coups de ciseaux le prépuce engorgé, et nous saisissons chacune de ces moitiés dans l'anse du constricteur pour en opérer la ligature extemporanée. Dans le cas de prépuce sain, comme par exemple dans la simple circoncision, l'opération est plus facile encore, puisqu'on l'exécute d'un seul trait, le prépuce étant saisi par son extrémité rétrécie, soit avec un fil que l'on passe au travers, soit avec le crochet d'une aiguille implantée de dedans en dehors; puis, pour bien fixer le point où la section doit avoir lieu, on applique immédiatement au-devant du gland une simple ligature de fil, sur laquelle on place ensuite l'anse du constricteur. Il importe d'avoir un fil de fer très-fort, parce que la résistance de cette membrane cutanée est quelquefois assez considérable. Pour cela nous prenons notre constricteur n° 2, muni de sa corde en fil de fer, de préférence au constricteur de trousse, dont le fil simple pourrait se trouver insuffisant : cela cependant ne doit s'entendre que des adultes. Après cette opération il ne s'écoule pas de sang, mais l'orifice nouveau du prépuce résultant de la division par ligature reste parfois fermé. Le chirurgien prend alors un stylet mousse, avec lequel il dégage cet orifice et lui rend ses dimensions. Il n'est pas inutile non plus, bien qu'il n'y ait pas de sang, de maintenir les bords de la peau unis à la muqueuse au moyen de deux

ou trois serres-fines. Enfin il est souvent nécessaire, pour compléter l'o-
pération, d'inciser d'un coup de ciseau le frein de la verge.

Un pansement simple au cérat, ou mieux à la glycérine, suffit pour
amener en quelques jours une guérison complète.

§ 4. *Amputation de la verge.*

L'application de la ligature à l'amputation de la verge est déjà fort
ancienne. M. Velpeau, dans son grand *Traité de médecine opératoire*,
édition de 1839, cite, à l'article Amputation de la verge par la ligature,
un assez grand nombre d'auteurs qui préféraient cette méthode à toute
autre; tels sont par exemple Ruisch, Heister, Bertrandi, Græfe et Mayor
de Lausanne. Une des plus curieuses observations de ce genre est celle
publiée en 1828 dans la *Gazette médicale*, t. III, p. 70, par M. le docteur
Binet. Ce chirurgien raconte qu'il a amputé, au moyen d'un constricteur, une verge affectée de cancroïde, et que cette opération, qui dura
moins de vingt-quatre heures, fut suivie du plus complet succès.

Au moyen des constricteurs puissants que nous avons décrits cette
opération est d'une extrême simplicité, surtout si on la dégage de ces
précautions parfaitement inutiles que divers chirurgiens ont cru devoir
employer pour faciliter la recherche de l'urèthre. Jamais nous n'avons
à cet égard éprouvé le moindre embarras, et nous ne comprenons
guère qu'il puisse y en avoir. Quant au rétrécissement ultérieur de
l'orifice, nous croyons aussi que ce n'est qu'un fantôme. Du reste, il est
si facile, avec la pointe du bistouri, d'agrandir l'ouverture si elle venait
à se rétrécir, qu'il nous paraît inutile de s'en préoccuper.

Description de l'opération. — Le malade étant couché sur le dos et soumis au chloroforme, le chirurgien fait tirer en arrière la peau de la
verge, puis, saisissant cet organe au delà de la partie malade avec
l'anse du constricteur moyen, il fait rapidement mouvoir le volant qui
serre la ligature, et, en deux minutes au plus, l'opération est terminée.
C'est une des opérations les plus simples que l'on puisse imaginer, non-
seulement dans son exécution, mais encore et surtout dans ses résultats, car elle met presque avec certitude à l'abri des deux accidents les
plus redoutables, l'hémorrhagie et l'infection purulente.

PREMIÈRE OBSERVATION.

Cancer du testicule. — Ligature extemporanée du cordon testiculaire. — Guérison.

Sujet (Antoine), trente-sept ans, ébéniste, vint à l'hôpital de la Pitié, le 31 janvier 1859, pour y être traité d'une affection organique grave du testicule gauche. Cette affection, au dire du malade, remontait à deux ans environ; elle était survenue sans cause appréciable et sans antécédents syphilitiques. Au début, la tuméfaction avait été assez lente; mais, depuis trois mois surtout, elle faisait de rapides progrès. Le testicule présentait maintenant un volume double du poing; il était bosselé, dur en certains points, élastique dans quelques autres. De vives douleurs lancinantes le traversaient fréquemment et faisaient désirer au malade d'en être promptement débarrassé. Le cordon, du reste, était sain; on ne percevait aucun engorgement ganglionnaire dans la fosse iliaque ni vers la colonne vertébrale. L'opération étant décidée, M. Maisonneuve y procéda, le 4 février, de la manière suivante : Le malade étant soumis au chloroforme, M. Maisonneuve saisit de la main gauche le testicule sur lequel il tendit fortement la peau, puis, d'un coup de bistouri, il incisa les téguments dans toute leur épaisseur en intéressant même un peu le tissu de l'organe. La peau, en se rétractant, laissa le testicule à découvert; l'opérateur le saisit, et, le passant dans l'anse formée par la corde en fil de fer du constricteur n° 2 dont il fit promptement manœuvrer la vis, il étrangla fortement le cordon testiculaire.

Avant d'achever la section de cet organe, M. Maisonneuve laissa s'écouler quelques minutes, puis il reprit lentement le mouvement de la vis jusqu'à division complète des tissus.

Craignant, ainsi qu'il en avait eu déjà un exemple, qu'il ne se manifestât plus tard une hémorrhagie consécutive, M. Maisonneuve ne crut pas, malgré la siccité complète de la plaie, devoir la réunir avec les serre-fines; il se contenta de la remplir mollement de charpie et d'appliquer un bandage légèrement contentif.

Vers quatre heures de l'après-midi, lors de la réaction, le malade s'aperçut que son appareil était fortement teint de sang; on prévint l'élève de garde, qui dut faire la ligature de l'artère spermatique. Depuis lors, rien ne vint plus entraver la marche des choses, et, le 15 mars, le malade sortit de l'hôpital complétement guéri.

DEUXIÈME OBSERVATION.

*Enchondrome du testicule. — Amputation par la ligature extemporanée
sans division préalable de la peau. — Guérison.*

M. X...., âgé de trente-cinq ans, vint au mois de septembre dernie me
consulter pour une affection du testicule gauche qu'il portait depuis plusieurs
années et dont il se tourmentait beaucoup, bien qu'elle ne lui occasionnât
aucune douleur.

Le testicule était dur, bosselé, d'un volume double environ du volume
normal, et parfaitement indolent. Les enveloppes étaient entièrement saines,
ainsi que le cordon testiculaire.

Sur les instances du malade, qui désirait vivement être débarrassé de
cette affection, je me décidai, le 12 septembre, à pratiquer l'opération, et je
choisis la méthode de la ligature extemporanée.

Le malade étant soumis au chloroforme, je saisis dans l'anse en fil de fer
de mon constricteur le testicule et ses enveloppes, y compris le scrotum;
puis, faisant mouvoir le volant de la vis, j'opérai en quelques instants la
section des tissus embrassés par la ligature. Il ne s'écoula pas une goutte
de sang. Pour pansement, je me contentai d'appliquer un linge cérate, de la
charpie et une compresse, le tout soutenu par un large suspensoir; puis je
recommandai au malade de rester couché sur le dos et de faire le moins de
mouvements possible.

Jusqu'au troisième jour, la plaie ne fournit qu'une sérosité sanguinolente,
puis la suppuration s'établit, les bourgeons se développèrent, et, sous l'influence de pansements simples à la glycérine, la cicatrisation marcha régulièrement jusqu'au 5 octobre, où, la guérison étant complète, le malade
retourna dans la province.

TROISIÈME OBSERVATION.

Varicocèle. — Opération par la ligature extemporanée. — Guérison.

Mège (Jean-Baptiste), vingt-sept ans, sellier, entra à l'hôpital de la Pitié,
le 26 août 1856, pour y être traité d'un varicocèle volumineux du côté
gauche.

Le 30 août, M. Maisonneuve procéda à l'opération de la manière suivante.

Après avoir, à travers la peau, isolé avec soin le canal déférent des veines variqueuses, il passa derrière le paquet de ces veines une forte aiguille droite à varicocèle. Prenant alors son constricteur n° 2, il appliqua l'anse en fil de fer au-dessous de l'aiguille, de sorte que les veines et la peau, placées au-devant de cette aiguille, se trouvèrent repliées sur ce corps rigide, et formaient une anse dont le fil constricteur étranglait la base. Faisant alors mouvoir la vis de l'instrument, M. Maisonneuve porta la constriction à son summum, de manière à diviser complétement tous les tissus soulevés par l'aiguille. Aucune hémorrhagie ne suivit cette opération. La plaie contuse et sèche se détergea graduellement et marcha sans encombre vers la guérison, qui cependant ne fut complète que le 13 octobre, jour où le malade sortit de l'hôpital.

QUATRIÈME OBSERVATION.

Chancres du prépuce et du gland. — Phimosis. — Opération par la ligature extemporanée en deux temps. — Guérison.

Brugière (Pierre), vingt-trois ans, polisseur en acier, vint à l'hôpital, le 30 avril 1859, pour y être traité de chancres vénériens développés sur le gland et le prépuce. Ce dernier organe était tellement tuméfié qu'il était très-difficile de panser convenablement les parties profondes. Dans ces conditions, M. Maisonneuve crut devoir pratiquer la circoncision. A l'aide d'un bistouri pointu, il fendit d'abord à droite, puis à gauche, le prépuce dans toute son épaisseur, puis, au moyen de son constricteur de trousse, il opéra la ligature extemporanée de chacune des deux moitiés de cet organe. L'opération fut rapide; elle ne donna lieu à aucun écoulement de sang, et le malade sortit de l'hôpital le 30 mai complétement guéri.

CINQUIÈME OBSERVATION.

Phimosis simple. — Ligature extemporanée. — Guérison prompte.

Le 8 février 1859, je fus mandé chez M. R.... pour voir un jeune homme de quatorze ans, chez lequel le prépuce, fort long, ne présentait qu'un orifice gros à peine comme la tête d'une épingle, de sorte que l'émission des urines était longue et difficile.

Le malade désirant être débarrassé de cette infirmité, je procédai à l'opération de la manière suivante.

J'armai mon serre-nœud de trousse d'un fil de fer très-fort, aussi gros que le peut contenir l'instrument. Je disposai l'anse de cette ligature de manière à saisir le prépuce jusqu'au niveau du gland, puis, faisant mouvoir la vis, j'opérai la section des parties comprises dans la ligature. Il ne s'écoula pas une goutte de sang. Je renversai la muqueuse restante sur la face dorsale de la verge, et je me contentai de maintenir les lèvres de la plaie en contact au moyen de trois serre-fines. Aucun accident n'eut lieu, et le dixième jour le malade était entièrement guéri.

SIXIÈME OBSERVATION.

Cancroïde de la verge. — Ligature extemporanée au moyen de la corde métallique. — Guérison rapide.

M. T.... me fut adressé, le 5 septembre 1859, par mon excellent confrère M. le docteur Caron, pour une dégénérescence cancroïde du gland dont l'origine remontait à plusieurs années, et pour laquelle on avait déjà pratiqué sans. résultat l'excision du prépuce. Le gland tout entier était actuellement envahi; mais la dégénérescence ne s'étendait point au reste de l'urèthre et de la verge.

Dans ces conditions, il ne restait d'autre ressource que l'amputation de la partie malade. M. T.... y étant du reste parfaitement décidé, j'y procédai, le 8 septembre, de la manière suivante.

Le malade ayant été soumis au chloroforme, je pris mon constricteur n° 2, armé de sa corde en fil de fer, dont l'anse cerna la partie malade à un centimètre au delà des limites de la dégénérescence; puis, faisant mouvoir la vis de l'instrument, j'opérai la constriction des tissus jusqu'à leur complète division. L'opération dura en tout quatre minutes. Il ne s'écoula pas de sang. Je ne fis aucun pansement, aucune précaution même ne fut prise relativement à l'urèthre, et la cicatrisation ne s'en fit pas moins de la manière la plus satisfaisante en moins de trois semaines. Seulement il se manifesta dans l'aine un engorgement ganglionnaire qui abcéda; mais cette complication n'eut aucune suite, et le malade s'en retourna complétement guéri le 7 octobre, un mois à peine après l'opération.

CHAPITRE TROISIÈME.

DE LÀ LIGATURE EXTEMPORANÉE DANS LES AFFECTIONS DU RECTUM.

En parlant dans nos généralités des avantages spéciaux que la ligature présente sur les autres méthodes de division, nous avons dû surtout insister sur la propriété qu'elle possède d'oblitérer les orifices vasculaires et de mettre ainsi à l'abri d'une part de l'hémorrhagie, d'autre part de l'infection purulente. Or cette double propriété ne peut dans aucun point de l'économie trouver de plus utiles applications que dans la région du rectum où abondent les vaisseaux de toute sorte, et où les veines hémorrhoïdales entrelacées en tout sens constituent, surtout quand elles deviennent variqueuses, une sorte de tissu érectile qui rend extrêmement dangereuses les opérations pratiquées par l'instrument tranchant.

Aussi voyons-nous que, malgré l'imperfection de ses procédés et malgré l'ignorance même où étaient les chirurgiens de la plus précieuse de ses prérogatives (1), cette méthode n'a jamais cessé depuis la plus haute antiquité d'être en grand honneur dans les opérations qui nous occupent (2).

§ 1. *De la ligature extemporanée dans l'opération de la fistule à l'anus.*

La fistule à l'anus n'est autre chose, comme chacun sait, qu'un abcès développé au voisinage de l'anus, et qui, par le fait de la dispo-

---

(1) C'est seulement depuis les travaux modernes de Velpeau, de Dance et de Maréchal, que l'on connaît la théorie de l'infection purulente; et c'est bien plus récemment encore que la valeur des diverses méthodes opératoires a été examinée de ce point de vue. (*Mémoire sur une nouvelle méthode d'amputation, dite méthode diaclastique ou par rupture,* lu à l'Académie des Sciences, le 26 avril 1858.)

(2) HIPPOCRATE, *De fistulis.* — CELSE, lib. VII, cap. 4. — AVICENNE, lib. III, f. 17. — GUILLEMEAU, *Chirurgie française,* pl. XV, p. 100. — JOUBERT, *Mémoires de l'Académie de Chirurgie,* t. III. — DESAULT, *OEuvres chirurgicales,* t. II, p. 388. — MAYOR, *Ligature en masse.* Paris, 1826. — RÉCAMIER, *Revue médicale.*

sition anatomique spéciale de la région, ne présente après son ouverture aucune tendance à l'agglutination de ses parois. Le moyen le plus
efficace de remédier à cet état de choses est très-certainement de diviser
la paroi interne de ce trajet, afin de transformer celui-ci en une plaie
ouverte dont rien ne vient plus entraver la cicatrisation.

C'est ce que l'on peut obtenir soit par l'instrument tranchant, soit
par la pression continue au moyen d'une espèce de pince entérotome,
soit par la cautérisation au moyen d'une pince porte-caustique, soit
enfin par la ligature lente ou extemporanée. Quand la fistule est simple
et sans complications, c'est à cette dernière que nous accordons la préférence sur toutes les autres méthodes, non-seulement à cause de l'innocuité remarquable de ses conséquences traumatiques, mais encore à
cause de la simplicité de son exécution.

Mais lorsque la fistule se complique de callosités nombreuses, de
vastes décollements, de clapiers anfractueux, la question n'est plus tout
à fait la même, et nous croyons utile de combiner alors l'incision avec
la ligature. En effet, le but principal que nous nous proposons en employant la ligature extemporanée comme moyen de division, est d'éviter l'hémorrhagie et surtout l'infection purulente. Or, ces accidents ne
sont vraiment à redouter que dans cette partie de l'opération qui consiste à diviser l'extrémité inférieure du rectum, ou la paroi rectale de
la fistule. C'est dans cette région seulement que se trouvent les vaisseaux hémorrhoïdaux. Aussi, pour ce temps de l'opération, préférons-
nous toujours la ligature à l'instrument tranchant. Mais quand il ne
s'agit plus que d'inciser la peau amincie qui constitue la paroi extérieure des trajets étendus sur l'une ou l'autre fesse, quand il ne reste
plus qu'à ébarber les lambeaux décollés ou calleux, l'action plus rapide
et plus simple des ciseaux nous paraît préférable à la ligature, dont les
avantages spéciaux ne sont plus alors nécessaires.

Manuel opératoire. — Les choses ayant été préparées comme pour
toutes les opérations que l'on pratique sur le rectum, c'est-à-dire le rectum ayant été convenablement évacué, l'anus dégarni de poils, etc., le
chirurgien place le malade sur le côté affecté, la cuisse saine fortement
fléchie sur le bassin ; introduisant ensuite dans l'orifice extérieur de la

fistule un stylet aiguillé, courbé en arc de cercle et armé d'un fil fort,
il le glisse doucement dans le trajet de la fistule en dirigeant sa pointe
mousse avec le doigt index gauche placé dans le rectum ; il fait sortir
cette pointe par l'orifice interne quand il existe, ou bien par l'ouverture artificielle qu'il produit lui-même en poussant l'instrument à travers la paroi décollée de l'intestin ; puis, imprimant au stylet un mouvement de bascule, il le fait ressortir par l'anus, en entraînant le fil
dont il est armé. Si ce fil, ainsi placé dans le trajet de la fistule, est
d'une force suffisante, on s'en sert immédiatement pour opérer la ligature, sinon on lui substitue un lien plus fort. Celui dont j'ai l'habitude
de me servir est une simple ficelle de chanvre, que l'on désigne sous le
nom de fouet ; j'en prends un bout d'un demi-mètre de longueur ; je
l'attache par son milieu au chef extérieur du fil déjà passé dans la
fistule, et en tirant sur l'autre chef de ce fil, j'entraîne la ficelle pliée
en double dans le trajet fistuleux ; j'adapte alors ce nouveau lien au
constricteur moyen ; puis, faisant mouvoir le volant de la vis, j'opère
la division des tissus compris dans l'anse de la ligature.

Il m'arrive souvent aussi de me servir pour le même objet du serre-
nœud de trousse armé d'un fil de fer. Pour cela, je prends un fil de fer
d'un millimètre de diamètre, je l'accroche au chas du stylet qui l'entraîne dans le trajet fistuleux ; je passe ensuite ses deux chefs dans l'anneau du serre-nœud, je les fixe au curseur, et je termine l'opération en
faisant mouvoir doucement la manivelle de la vis jusqu'à section complète des tissus.

Quel que soit le procédé d'exécution, l'opération est prompte et peu
douloureuse ; elle ne donne lieu à aucun écoulement de sang. Les
lèvres de la plaie n'ayant aucune tendance à l'agglutination, l'emploi
des mèches comme moyen de pansement devient inutile, et jusqu'à
présent je n'ai jamais eu le malheur, sur plus de soixante opérations,
de voir se manifester aucun accident traumatique grave. Le terme
moyen de la guérison complète est de cinq à six semaines ; mais les
malades peuvent fréquemment reprendre leurs occupations après dix
ou douze jours.

Quand la fistule a des trajets multiples, qu'elle présente à l'extérieur plusieurs orifices, nous avons dit que la ligature devait être combinée avec l'instrument tranchant. Voici comment nous procédons dans ces circonstances. Nous introduisons par le trajet principal la ligature destinée à la division de la paroi interne de la fistule, et nous opérons cette division comme dans la fistule simple; glissant ensuite dans chaque trajet secondaire une sonde ou un stylet cannelé, nous incisons avec le bistouri tous ces trajets, dont la paroi externe, formée seulement par la peau amincie, ne contient aucun vaisseau important; enfin, si ces incisions simples des trajets fistuleux nous paraissent insuffisantes, nous excisons avec des ciseaux courbes les lambeaux flottants ou amincis dont la présence nuirait à la cicatrisation.

PREMIÈRE OBSERVATION.

*Fistule à l'anus; ligature extemporanée au moyen d'une ficelle de chanvre;
guérison.*

Le 19 décembre 1856, Desmedt (Bernard), âgé de trente et un ans, typographe, vint à l'hôpital de la Pitié pour y être traité d'une fistule à l'anus dont il souffrait, disait-il, depuis six mois environ. Cette fistule, placée du côté gauche, s'était manifestée à la suite d'un abcès dû lui-même à une hémorrhoïde enflammée. L'orifice externe était placé à 2 centimètres environ à gauche de l'anus; l'orifice interne remontait dans l'intestin à plus de 3 centimètres; du reste le trajet fistuleux était assez simple.

Le 30 décembre, le malade étant préparé pour l'opération et soumis au chloroforme, M. Maisonneuve introduisit dans le trajet de la fistule un stylet aiguillé courbé en arc de cercle et armé d'un fil. Portant ensuite l'index gauche dans le rectum, le chirurgien s'en servit pour diriger la pointe du stylet de l'intérieur du rectum vers l'orifice anal par où il fut retiré entraînant dans le trajet de la fistule le fil dont il était armé; puis, attachant une forte ficelle au fil qui sortait par l'anus, il attira celle-ci dans le trajet fistuleux en remplacement du fil.

Le chirurgien, rassemblant alors les deux bouts de la ficelle, les introduisit dans l'anneau d'un constricteur n° 2, les fixa au curseur de la vis et fit manœuvrer le volant pour opérer la constriction. Dans ce dernier temps de l'opération, qui ne dura guère plus de deux minutes, les tissus embrassés dans l'anse de la ligature furent divisés sans qu'il s'écoulât une goutte de sang. Le malade fut ensuite reporté dans son lit, où on lui fit un simple pansement à plat, sans introduction de mèches.

Les suites de cette opération furent de la plus grande simplicité. Il ne survint aucune réaction fébrile, et, dès le 6 janvier, le malade sortit de l'hôpital pour retourner à ses travaux.

DEUXIÈME OBSERVATION.

*Fistule à l'anus; ligature extemporanée au moyen du fil de fer
et du simple serre-nœud de trousse; guérison.*

Montulé (Jean), âgé de vingt-sept ans, cordier, se présenta le 6 octobre 1858 à la consultation de l'hôpital de la Pitié pour y être traité d'une fistule à l'anus, qu'il portait depuis trois mois environ.

Le lendemain, 7 octobre, M. Maisonneuve ayant examiné le malade, constata l'existence d'une fistule simple dont l'orifice inférieur était placé sur la fesse gauche, à 3 centimètres environ de l'anus, et dont l'orifice supérieur ne s'élevait guère qu'à deux centimètres.

Prenant alors sa sonde cannelée en argent, courbée préalablement en arc de cercle, M. Maisonneuve l'introduisit dans le trajet fistuleux et en fit ressortir la pointe par l'anus. Dans la cannelure de cette sonde il glissa ensuite un fil de fer, qu'il plaça ainsi dans le trajet de la fistule en même temps qu'il retirait la sonde. Rapprochant alors les deux bouts de ce fil, il les engagea dans l'anneau d'un serre-nœud de trousse, les fixa au curseur, puis, faisant manœuvrer la vis, il fit en quelques instants la division complète des tissus compris dans l'anse de la ligature.

Il est impossible de voir rien de plus simple que cette opération. Le malade n'accusa qu'une douleur très-supportable, il ne s'écoula pas une goutte de sang, on ne fit qu'un pansement simple avec la charpie, et dès le 13 octobre, six jours après l'opération, le malade retournait à ses travaux, abandonnant à la nature le soin d'achever la cicatrisation.

TROISIÈME OBSERVATION.

*Fistule à l'anus. — Ligature extemporanée au moyen du simple serre-nœud
de trousse. — Guérison complète en cinq semaines.*

Carreau (Rosalie), âgée de trente ans, domestique, vint à l'hôpital de la
Pitié, le 18 octobre 1858, consulter M. Maisonneuve pour une fistule à l'anus
dont elle était affectée depuis plus d'un an. Cette fistule qui siégeait à la
partie postérieure de l'anus, avait succédé à un abcès dont la cause a échappé
à la malade. Son orifice extérieur était placé près du coccyx, presque sur la
ligne médiane, mais cependant un peu à gauche et à 3 centimètres de l'anus.
De là le trajet fistuleux glissait sous la peau dans un espace de 2 centimètres,
puis se relevait brusquement pour remonter sous la muqueuse rectale, à une
hauteur de plus de 3 centimètres et demi. Pendant deux jours, M. Maisonneuve crut devoir préparer la malade à l'opération; puis, le 21 octobre, il
l'exécuta de la manière suivante :

La malade étant couchée sur le côté droit et soumise au chloroforme, le
chirurgien introduisit par l'orifice externe de la fistule un stylet aiguillé qu'il
avait préalablement courbé en arc de cercle; il lui fit parcourir le trajet de la
fistule et le fit sortir dans l'intérieur du rectum, d'où le doigt index de la main
gauche, préalablement introduit dans cet intestin, le ramena par l'orifice anal.
Passant alors dans le chas du stylet un fil de fer d'un millimètre de diamètre,
il l'attira dans le trajet de la fistule, rapprocha les deux chefs, les passa dans
l'anneau de son serre-nœud de trousse, les fixa au curseur de la vis, puis,
faisant manœuvrer la manivelle de l'instrument, effectua en quelques instants
la division des tissus compris dans l'anse. Il ne s'écoula pas de sang. La
malade fut replacée dans son lit, où on lui fit un simple pansement à plat.
Aucun accident traumatique ne se manifesta après cette opération. Dès le
quatrième jour la plaie était détergée; ses bords, écartés l'un de l'autre, se
cicatrisèrent séparément, puis de chacun de ces bords partit une cicatrice
qui envahit peu à peu tout le fond de la plaie. Le 25 novembre, cinq semaines
après l'opération, la malade sortait de l'hôpital complétement guérie.

QUATRIÈME OBSERVATION.

Fistule très-ancienne et très-compliquée. — Opérations multiples par la ligature extemporanée. — Guérison.

M. Y..., riche négociant de la Havane, vint me consulter dans le mois de juillet 1858, pour une affection excessivement grave de l'extrémité inférieure du rectum, caractérisée par l'existence sur l'une et l'autre fesse d'orifices fistuleux multiples, dont plusieurs étaient distants de l'anus de plus de 12 centimètres. Ces orifices étaient au nombre de cinq à droite et de huit à gauche; deux de ces derniers descendaient jusque sur le milieu du scrotum. Il était facile de reconnaître que ces trajets fistuleux convergeaient tous vers l'anus; mais il n'était pas aussi facile de suivre toutes leurs anfractuosités. Quant à leurs orifices internes, ils venaient tous aboutir à une sorte de sillon demi-circulaire, à concavité postérieure, lequel occupait la partie antérieure du rectum, à 2 centimètres et demi seulement de son extrémité inférieure. Avant de procéder à l'opération, je crus utile de soumettre pendant un mois environ le malade à l'usage intérieur des préparations iodurées, qui même furent continuées encore pendant tout le temps de la cure; puis, le 31 août, je pratiquai l'opération de la manière suivante :

Le malade étant soumis au chloroforme et couché sur le lit d'opération dans la position de la taille, j'introduisis par l'un des trajets les plus directs, placé sur la fesse droite, un stylet aiguillé que je fis pénétrer assez facilement dans le rectum et que je ramenai par l'anus. Ce stylet était armé d'un fil que j'attirai ainsi dans le trajet fistuleux; à ce fil je substituai une forte ficelle que j'adaptai à mon constricteur n° 2, puis faisant manœuvrer le volant de la vis, j'opérai en quelques instants la division des tissus compris dans l'anse de la ligature. Une fois ce premier résultat obtenu, je recherchai tous les trajets qui correspondaient à celui que j'avais divisé; puis, au moyen de la sonde cannelée et du bistouri, je les ouvris dans toute leur longueur. Je ferai remarquer que pour ces opérations secondaires, le bistouri est loin d'avoir les mêmes inconvénients que pour la division du trajet principal, en ce qu'il n'attaque que la peau décollée et presque entièrement dépourvue de vaisseaux. Tous les trajets placés sur la fesse droite se prêtèrent assez bien à cette opération; mais ceux du côté gauche aboutissaient sur un autre point du rectum, de sorte que je dus faire une seconde fois la division de cet intestin au moyen de la ligature. J'introduisis donc encore une fois mon stylet aiguillé dans un des trajets de la fesse gauche; j'arrivai dans le rectum; je le fis sortir par l'anus : au fil qu'il entraînait je substituai une ficelle qui me servit comme la première fois à diviser les tissus compris dans son anse, puis comme la première fois je recherchai les trajets secondaires et je les ouvris avec le bistouri conduit sur la sonde cannelée.

Dans cette opération longue et laborieuse, où le rectum avait été divisé en deux points, où par diverses incisions j'avais éventé onze trajets fistuleux, je n'avais néanmoins pas la certitude d'avoir mis à nu tous les clapiers; mais je crus en avoir fait assez pour le moment, et le malade fut pansé et replacé dans son lit.

Malgré le nombre et l'étendue des incisions, la réaction traumatique fut extrêmement modérée; les plaies se détergèrent, et la cicatrisation se fit avec presque autant de promptitude que s'il se fût agi d'une opération simple.

Je m'aperçus néanmoins, vers la cinquième semaine, qu'un des trajets correspondant à la partie postérieure de la fesse gauche avait échappé à mes recherches et continuait à suinter, de sorte que, le 16 octobre, je dus faire une nouvelle opération, très-simple cette fois, et qui fut suivie d'une guérison complète.

§ 2. *De la ligature extemporanée dans les tumeurs du rectum.*

Ce que nous avons dit à l'occasion de la fistule à l'anus, touchant les avantages de la ligature extemporanée sur les autres méthodes opératoires, s'applique de tous points aux diverses autres opérations que l'on pratique sur l'extrémité inférieure du rectum, que ces opérations soient destinées à extirper des polypes, des bourrelets hémorrhoïdaux ou bien des tumeurs cancéreuses. Dans ces divers cas, en effet, il s'agit toujours de diviser des tissus mous dans lesquels rampent de nombreux vaisseaux artériels et veineux, et où par conséquent se trouvent réunies au plus haut degré les conditions favorables aux hémorrhagies et à l'infection purulente. Or, nous avons vu que c'est précisément contre ces deux redoutables accidents que la ligature était surtout avantageuse.

1° *Extirpation des polypes du rectum.*

Il s'élève quelquefois, dit Boyer (1), de la membrane muqueuse du rectum des tumeurs molles, spongieuses ou fongueuses, auxquelles on donne le nom de polypes. Elles occupent en général la partie du rectum qui est voisine de l'anus ; quelquefois néanmoins elles sont assez éloignées de cet orifice pour que le doigt ne puisse les atteindre. Leur forme est presque toujours arrondie ou en poire. Ils adhèrent à la membrane muqueuse tantôt par une base large, tantôt, et le plus souvent, par un pédicule étroit. Leur volume varie.depuis celui d'un pois jusqu'à celui d'un œuf de poule ; rarement ils deviennent plus gros. Leur texture est molle et essentiellement vasculaire ; aussi voyons-nous que dans la crainte de l'hémorrhagie, les chirurgiens ont eu de tout temps recours à la ligature de préférence à toute autre méthode pour en opérer l'extirpation.

Quand la tumeur vient se présenter d'elle-même à l'orifice anal, ou bien quand il est possible de l'y amener, soit au moyen de quelques manœuvres préparatoires, soit en engageant seulement le malade à faire des efforts comme pour aller à la garde-robe, l'opération est d'une extrème simplicité. Le chirurgien, en effet, prenant son serre-nœud de trousse dont il a préalablement disposé le fil de fer en anse transversale d'une dimension suffisante, engage le polype dans cette anse, et faisant tourner le volant de la vis, exerce rapidement la constriction du pédicule jusqu'à sa section complète, et l'opération est terminée.

Quand au contraire le polype se trouve placé profondément dans l'intérieur de l'intestin, le chirurgien doit, pour le saisir, introduire préalablement dans l'anus un spéculum destiné à maintenir béant cet orifice. A l'aide de cet instrument on arrive à mettre à découvert la tumeur polypeuse, puis, introduisant dans le spéculum le serre-nœud armé de son fil métallique préalablement disposé en anse, on cherche à saisir le polype en forçant celui-ci à s'introduire dans l'anneau de cette anse, absolument comme avec l'amygdalotome on cherche à saisir l'a-

---

(1) Boyer, *Maladies chirurgicales.* t. X, p. 152.

mygdale tuméfiée. Aussitôt que le polype est saisi, le chirurgien, confiant le spéculum à un aide, maintient le serre-nœud de la main gauche pendant que de la main droite il fait mouvoir la vis pour exercer la constriction jusqu'à division complète du pédicule. En parlant des polypes utérins, nous avons dit que par le fait de la forme ovoïde de la tumeur, la ligature avait une tendance naturelle à glisser jusqu'au point même de l'insertion de son pédicule, et qu'il suffisait, pour obtenir ce résultat, d'exercer sur le serre-nœud une douce pression. La même chose a lieu pour les polypes du rectum, et, comme on le voit, la manœuvre opératoire ne diffère pas sensiblement de celle que nous avons déjà écrite.

Les suites de cette opération ne présentent généralement rien de remarquable. Une fois débarrassés de leur tumeur, les malades se trouvent tout à coup soulagés ; ils ne ressentent plus cette gène continuelle qui les fatiguait. Les hémorrhagies incessantes auxquelles ils étaient en proie ne se manifestent plus, et la santé se rétablit rapidement.

OBSERVATION.

Polype du rectum. — Ligature extemporanée. — Guérison.

Le 15 mai 1855, je fus appelé près Paris par un malade âgé de quarante-sept ans, tonnelier de son état, qui depuis plusieurs mois était tourmenté par un polype du rectum. Ce malade me raconta que depuis plus de six mois il avait remarqué, chaque fois qu'il allait à la selle, qu'il perdait une certaine quantité de sang. Il en fit part à son médecin habituel, qui n'y attacha d'abord pas d'importance et pensa qu'il s'agissait simplement de quelque flux hémorrhoïdal. Pendant trois mois environ le malade continua à prendre patience, lorsqu'un jour, en faisant effort pour aller à la garde-robe, il s'aperçut qu'une tumeur volumineuse proéminait à l'anus. Il s'empressa de faire part de cette découverte à son médecin, qui, ayant examiné l'état des choses, reconnut l'existence d'un polype du rectum. C'est quelques semaines après que je fus mandé pour l'opération. Je constatai d'abord, sans aucune difficulté, l'existence du polype, dont le volume était environ celui d'une petite noix, et dont le pédicule très-court et assez épais s'insérait à la partie latérale gauche de l'intestin, à 4 centimètres environ de l'orifice anal. L'anus

était assez lâche et le malade pouvait assez facilement, au moyen de quelques
efforts, provoquer la sortie incomplète de la tumeur. Je profitai d'un de ces
moments pour la saisir avec une érigne double, et pour jeter autour d'elle
l'anse préalablement disposée de mon serre-nœud de trousse; puis, confiant
à mon collègue le soin de maintenir le polype, je fis mouvoir rapidement la
vis pour opérer la constriction; à mesure que l'anse se rétricissait je pouvais
l'enfoncer davantage à travers l'orifice anal, de sorte que bientôt j'arrivai au
pédicule même de la tumeur et j'en achevai la constriction. L'opération fut
peu douloureuse, il s'écoula à peine quelques gouttes de sang, et le malade,
immédiatement soulagé, voulait reprendre de suite ses travaux, mais je l'engageai à garder le repos pendant quelques jours, après lesquels il fut définitivement guéri.

2° *Extirpation des tumeurs hémorrhoïdales.*

La ligature comme moyen d'extirper les tumeurs hémorrhoïdales
est une des plus anciennes méthodes de la chirurgie. Hippocrate (1)
voulait qu'on la pratiquât avec un gros fil de laine grasse. Galien (2)
recommandait d'étreindre fortement ces tumeurs avec un fil double et
de les couper au-dessous. De nos jours, Brodie (3) affirme n'avoir eu
qu'un insuccès sur plus de trois cents opérations faites par cette méthode, et s'étonne du délaissement dans lequel elle était tombée en
France à son époque. Aujourd'hui encore nous voyons beaucoup de
praticiens lui préférer la cautérisation, soit au moyen du fer rouge,
d'après les procédés de Larrey, Bégin, etc., soit au moyen des pinces
porte-caustique d'Amussat; mais les perfectionnements récents apportés aux moyens constricteurs ont rendu cette méthode si facile et si
simple, qu'avant peu certainement elle deviendra d'un usage général.

Manuel opératoire. A. Quand les tumeurs hémorrhoïdales dont il
s'agit d'opérer l'extirpation sont isolées et saillantes à l'extérieur,
l'opération est de la plus grande simplicité. Le malade étant couché à
plat ventre sur un coussin qui lui soulève le bassin, et ayant fait saillir

---

(1) *De Rat. vict. in acut.*
(2) *Ascripta introd. seu Medicus.* C. 18. Isagog. lib.
(3) *Klsimertz Reperter.* p. 92, mars 1836. — Velpeau, *Méd. opér.*, t. IV, p. 764.

l'orifice inférieur du rectum, le chirurgien saisit avec une pince-érigne la tumeur dont il veut faire l'extirpation, puis appliquant à sa base l'anse en fil de fer du serre-nœud n° 1 (serre-nœud de trousse), il fait immédiatement manœuvrer la vis de l'instrument, de manière à étreindre la tumeur dans l'anse métallique jusqu'à ce que les tissus soient entièrement divisés. Cette opération dure à peine deux ou trois minutes, et n'est habituellement suivie d'aucun accident (sur plus de trente opérations je n'ai point eu l'occasion d'en observer un seul).

Après l'opération le malade est pansé simplement avec un linge cératé et de la charpie soutenus par une compresse et un bandage en T. Il doit ensuite garder pendant une dizaine de jours un repos absolu, éviter autant que possible les efforts de défécation, et se soumettre à un régime doux.

B. Quand au lieu d'une simple hémorrhoïde, il s'agit d'un bourrelet plus ou moins volumineux, le chirurgien doit avoir soin d'implanter plusieurs érignes à la base de la tumeur, afin de bien en circonscrire le pourtour. Puis cernant le tout avec l'anse de la ligature qui doit être dans cette circonstance non plus le simple fil de fer du serre-nœud de trousse, mais bien une forte ficelle, ou bien encore la corde en fil de fer du constricteur n° 2, il fait mouvoir la vis de l'instrument pour opérer la division de tous les tissus compris dans l'anse de la ligature. Nous conseillons dans cette opération, ainsi que dans toutes celles qui inté-ressent une épaisseur un peu considérable de tissus, d'employer plutôt le constricteur n° 2 que le serre-nœud de trousse, moins encore dans la crainte de voir la ligature trop faible se briser pendant l'opération, que parce qu'une ligature épaisse exerce sur les tissus une contusion plus énergique et possède par conséquent une puissance hémostatique plus considérable.

Après cette opération plus encore qu'après l'extirpation d'une simple hémorrhoïde, il est nécessaire de soumettre le malade au repos absolu, d'éloigner autant que possible les garde-robes au moyen de quelques préparations opiacées; quant au pansement, il n'a rien de particulier.

Pendant les premières heures le malade éprouve une douleur assez vive qui se calme peu à peu et est remplacée par une sensation de gêne et de constriction, laquelle se prolonge jusque vers le quatrième jour, où la suppuration s'établit ; alors il s'opère une détente générale qui rend les garde-robes moins douloureuses.

Nous n'avons jamais observé d'hémorrhagies à la suite de cette opération. Il ne faudrait pas néanmoins rester dans une trop grande sécurité à cet égard, et pendant les quatre ou cinq premiers jours, il importe de laisser auprès du malade une personne intelligente qui puisse en cas d'accidents pratiquer un tamponnement méthodique, ou au moins faire avertir promptement le chirurgien, parce que les hémorrhagies intérieures sont à la fois plus dangereuses et plus difficiles à reconnaître que celles qui se font au dehors.

C. Un troisième degré de l'affection hémorrhoïdale consiste dans l'existence d'un bourrelet circulaire d'un volume parfois considérable, qui tantôt reste constamment à l'extérieur de l'anus, d'autres fois au contraire rentre quand le malade est couché ou exerce sur lui quelque effort de réduction, pour ressortir bientôt sous l'influence du moindre effort. Dans ces conditions plus graves que les précédentes, le procédé opératoire ne diffère cependant pas sensiblement de celui que nous venons de décrire. Toute la question est de bien saisir le bourrelet hémorrhoïdal à sa face interne, au moyen de trois ou quatre érignes doubles, ou de l'érigne à griffes excentriques. Le bourrelet se trouvant ainsi maintenu au dehors, on le cerne d'un seul bloc dans l'anse de la ligature, puis on l'étreint en faisant mouvoir le volant du constricteur avec une lenteur calculée, pour donner aux tissus le temps de se condenser et se mettre plus sûrement à l'abri de l'hémorrhagie.

Quand cette opération est terminée, l'anus reste fermé ; à l'aide d'une sonde de femme, ou mieux du doigt index, on écarte doucement les tissus pour rétablir l'ouverture du rectum, puis on se comporte comme dans les opérations précédentes, en ayant soin seulement de redoubler d'attention pour éviter l'hémorrhagie et les accidents inflammatoires.

PREMIÈRE OBSERVATION.

*Tumeur hémorrhoïdale enflammée. — Ligature extemporanée par le serre-nœud
de trousse. — Guérison rapide.*

Dumoulin (Claude), âgé de vingt-huit ans, tanneur, avait plusieurs fois déjà
souffert des hémorrhoïdes, et chaque fois il s'était trouvé dans la nécessité
d'interrompre son travail pendant une quinzaine de jours. Ennuyé du retour
fréquent de ces accidents, il vint, le 16 avril 1857, prier M. Maisonneuve de
le débarrasser de son mal. Sur le côté gauche de l'anus existait une tumeur
hémorrhoïdale, dure, enflammée, douloureuse, et du volume d'une petite
noix. M. Maisonneuve ayant fait placer le malade à plat ventre sur un oreiller,
prit son serre-nœud de trousse, qui, pour ligature, était armé d'un fil de fer
de 1 millimètre de diamètre, disposa ce fil de fer en anse de 2 centimètres
d'ouverture, cerna dans cette anse la tumeur hémorrhoïdale, qu'il n'eut pas
même besoin de saisir avec une érigne; puis, faisant mouvoir la vis du serre-
nœud, il opéra, en deux minutes et demie environ, l'extirpation de la tumeur,
sans qu'il s'écoulât une goutte de sang.

Le malade ayant été pansé simplement, fut remis dans son lit; il n'accusa
qu'une douleur très-modérée, qui cessa même au bout de quelques heures.
Le troisième jour, ayant été à la garde-robe, il éprouva une douleur assez
vive, mais de courte durée. Aux garde-robes suivantes il n'éprouva rien de
semblable, et sortit de l'hôpital le 23 avril, huit jours après son opération.

DEUXIÈME OBSERVATION.

*Tumeur hémorrhoïdale volumineuse. — Ligature extemporanée par la ficelle.
— Guérison rapide.*

Goulet (Gilbert), âgé de cinquante ans, horloger, vint à l'hôpital de la Pitié
le 20 avril 1857, pour y être traité d'une tumeur hémorrhoïdale volumineuse
qui, depuis huit jours, le faisait beaucoup souffrir, et dont il avait déjà souffert antérieurement à plusieurs reprises. Cette tumeur, du volume d'une
grosse noix, était enflammée et très-douloureuse. M. Maisonneuve, après
avoir soumis le malade au chloroforme, saisit la tumeur avec une érigne,
puis, cernant sa base dans l'anse d'une forte ficelle préalablement adaptée au
constricteur n° 2, il fit mouvoir la vis de l'instrument, jusqu'à ce que la tu-

meur fût complétement séparée par le resserrement graduel de l'anse de la
ligature. Cette opération ne fut suivie d'aucune hémorrhagie. On fit un simple
pansement à plat, et le malade fut reporté dans son lit.

Aucun accident ne se manifesta après cette opération. Le malade eut, dès
le lendemain, une garde-robe peu douloureuse; on eut quelque peine à lui
persuader qu'il devait garder le lit pendant les premiers jours, et, le 29 avril,
il sortit de l'hôpital dans les meilleures conditions.

TROISIÈME OBSERVATION.

Tumeurs hémorrhoïdales formant une masse demi-circulaire. —
Ligature extemporanée par la ficelle. — Guérison.

Hamner (Jules), trente-sept ans, porteur, se présenta le 29 novembre 1857
à l'hôpital de la Pitié, pour y être débarrassé d'hémorrhoïdes qui le gênaient
beaucoup dans son travail. Ces hémorrhoïdes, en effet, formaient un bourrelet demi-circulaire à la partie postérieure de l'anus, et le suintement mu-
coso-sanguin qui s'en écoulait incessamment forçait le malade à se tenir garni.
Le 3 décembre 1857, M. Maisonneuve ayant décidé l'opération, y procéda
de la manière suivante : Le malade étant préalablement soumis au chloroforme, fut couché sur le côté gauche et un peu sur le ventre, la cuisse droite
fortement fléchie et le bassin soutenu par un oreiller. Fixant alors trois
érignes doubles autour de la tumeur, M. Maisonneuve cerna la base de celle-ci
avec l'anse d'une forte ficelle qu'il avait préalablement adaptée à son constricteur n° 2, qui lui servit à étreindre les tissus embrassés, jusqu'à leur complète section. L'opération dura quatre minutes; elle ne fut suivie d'aucun
écoulement de sang. Après un pansement simple, le malade fut reporté dans
son lit. On lui fit donner une potion calmante, des boissons douces, et on ne
lui accorda pour aliments que des bouillons. Le deuxième et le troisième jour
ne présentèrent rien de remarquable. Le quatrième jour, le malade eut une
garde-robe qui le fit un peu souffrir et lui fit perdre quelques gouttes de sang.
Le cinquième jour, la suppuration s'établit, la plaie commença à se déterger,
et le 30 décembre, vingt-sept jours après l'opération, le malade sortit complétement guéri.

*Bourrelet hémorrhoïdal circulaire. — Ligature extemporanée au moyen
de la ficelle. — Guérison.*

Hippolyte G..., soixante ans, typographe, vint à l'hôpital de la Pitié le
27 novembre 1857, pour y être traité d'un bourrelet hémorrhoïdal fort ancien,
qui lui occasionnait des pertes purulentes et sanguines, dont la continuité
avait profondément altéré sa constitution. Ce bourrelet avait pendant longtemps pu rentrer en partie pendant la nuit, ou quand le malade était assis ;
mais depuis six mois il était presque constamment dehors.

Le 28 novembre 1857, M. Maisonneuve procéda à l'opération de la manière
suivante : Après avoir seulement étourdi le malade avec le chloroforme et
l'avoir placé sur le côté gauche et un peu sur le ventre, M. Maisonneuve traversa dans quatre points opposés la base du bourrelet hémorrhoïdal au moyen
d'une aiguille armée de fils résistants, qui, laissés ainsi dans les tissus, ser-
virent à les soulever pendant que l'opérateur cernait la tumeur tout entière
avec une forte ficelle, dont les chefs furent passés dans l'anneau du constricteur et accrochés au curseur de cet instrument.

Tout étant ainsi préparé, M. Maisonneuve fit manœuvrer le volant de la vis,
et serrant ainsi d'une manière graduelle l'anse de la ligature, finit par diviser
complétement les tissus qu'elle tenait embrassés. Après l'opération il ne s'é-
coula pas de sang. M. Maisonneuve introduisit doucement son doigt dans
l'orifice anal, pour rétablir la continuité du conduit de l'intestin. Il porta ensuite dans ce conduit une compresse fine graissée de cérat, qui servit à opérer
un léger tamponnement préventif. Dès le lendemain ce tamponnement fut
supprimé ; on se borna à un simple pansement à plat, que l'on continua les
jours suivants.

Vers le cinquième jour, la suppuration s'établit ; la première garde-robe
n'eut lieu que le sixième jour, sans trop de difficulté. La plaie dès lors marcha graduellement vers la cicatrisation, et le malade sortit guéri le 22 décembre 1857.

5. *De la ligature extemporanée dans le cancer du rectum.*

C'est de nos jours seulement que les chirurgiens ont osé s'attaquer à la dégénérescence cancéreuse du rectum et pratiquer l'extirpation d'une partie de cet intestin.

On cite bien, il est vrai, une opération de ce genre exécutée par Faget, en 1759; mais cette opération, pratiquée sur un intestin dénudé par de vastes abcès, n'était en réalité qu'une sorte d'opération de fistule par excision.

C'est à Lisfranc qu'appartient vraiment l'honneur d'avoir, le premier, conçu cette importante opération, d'en avoir posé les règles et de l'avoir exécutée avec succès.

Comme la plupart des chirurgiens de son époque, Lisfranc n'admettait d'autre méthode opératoire que celle de l'instrument tranchant; aussi les règles de son opération ne furent-elles tracées qu'en vue de ce mode d'exécution. Mais peu de temps après, Récamier, qui n'aimait pas à manier le bistouri, imagina d'appliquer à cette nouvelle opération les procédés moins brillants peut-être mais aussi moins dangereux de la ligature, et créa de toutes pièces une opération qui restera dans la science comme une des plus belles applications de cette méthode. Pendant plusieurs années ces deux méthodes se partagèrent les sympathies des praticiens, et nous voyons qu'en 1843, dans l'article Rectum du *Dictionnaire de médecine*, M. Laugier les met sur la même ligne (1). Il est certain qu'à l'époque où elles ont été proposées ces deux méthodes pouvaient être mises en balance, et qu'en fait la somme des avantages et des inconvénients était à peu de chose près la même de l'un et de l'autre côté; mais aujourd'hui que la ligature s'est enrichie de moyens

---

(1) « La ligature en masse faite par Récamier est tout à fait l'analogue de l'ablation par l'instru-
» ment tranchant; il est ici question d'aller au delà du mal dans les parties saines et de séparer,
» non pas quelques portions de la tumeur, mais la tumeur en entier. Sous ce rapport c'est une mé-
» thode rationnelle; elle a évidemment pour avantage immédiat de ne pas exposer à l'hémorrhagie
» comme l'excision. Reste à savoir si elle est plus laborieuse, plus sûre, suivie de moins d'acci-
» dents. » (Laugier, *Dictionnaire de médecine*, t. XXVII, p. 294, année 1843.)

d'exécution plus énergiques, qui, tout en lui conservant ses avantages spéciaux contre l'hémorrhagie et l'infection purulente, lui donnent autant de précision et de rapidité que le bistouri, nous pensons que la ligature devra, pour l'extirpation des tumeurs cancéreuses du rectum, être préférée désormais à l'instrument tranchant.

Choix de la ligature. — Pour obtenir de cette méthode tous les avantages qu'on est en droit d'en attendre, il importe ici plus que partout ailleurs de donner une grande attention au choix des liens destinés à l'exécuter. En effet, si dans plusieurs des opérations dont nous avons parlé précédemment on peut indifféremment se servir des fils de fer, de cuivre, d'argent, simples ou réunis en corde, si l'on peut même employer la chaîne articulée, qui, de toutes les ligatures, est, à notre avis, la moins avantageuse, à cause de son inflexibilité absolue dans le sens latéral, il n'en est plus de même dans l'extirpation du rectum, où le chirurgien a surtout besoin de liens d'une extrème souplesse. L'expérience **nous** a démontré que, dans cette opération, la ligature la meilleure était une forte ficelle de chanvre de 5 millimètres environ de diamètre. On pourrait, au besoin, y substituer un fort cordonnet de soie du même volume, ou bien encore une corde à boyau; mais nous préférons la simple ficelle de chanvre, qu'on trouve partout, dont la souplesse ne laisse rien à désirer, et dont la résistance est parfaitement suffisante pour toutes les éventualités.

Indépendamment de la ligature principale, il est nécessaire que le chirurgien ait à sa disposition un certain nombre d'autres ligatures ordinaires, composées de trois ou quatre fils de soie réunis et cirés, lesquels sont destinés à entraîner la ligature principale dans le lieu qu'elle doit occuper.

Enfin, pour conduire ces fils à travers les tissus, l'opérateur doit se munir d'une aiguille spéciale, dite *aiguille de Récamier.* Cette aiguille, qui rappelle à peu près la sonde de Belloc, se compose : 1° d'une tige supportée par un manche; 2° d'un ressort terminé par un chas. La tige, longue de 20 centimètres, est légèrement courbe, surtout vers la pointe; elle est creusée dans toute sa longueur d'une cannelure profonde, ou plutôt d'une gouttière destinée à recevoir un ressort qui glisse librement dans son intérieur. Son extrémité libre est terminée en pointe aiguë comme la tige d'un trocart ; son autre extrémité mousse est reçue dans un manche en bois qu'elle traverse dans toute sa longueur.

Quant au ressort, c'est un long ressort de montre d'une longueur double de celle de l'aiguille et d'une épaisseur convenable pour glisser facilement dans la gouttière ; l'une de ses extrémités, celle qui répond à la pointe de l'aiguille, est munie d'un chas assez large pour recevoir une forte ligature ; l'autre se termine par un simple bouton.

Manuel opératoire. — Le malade étant convenablement préparé, on le place sur le bord d'un lit, les cuisses écartées et maintenues par deux aides ; le chirurgien, assis sur un tabouret, introduit dans le rectum l'index et le médius de la main gauche, et les fait pénétrer jusqu'au-dessus de la partie malade dont il reconnaît les limites supérieures ; d'une autre part, avec le pouce de la même main, il précise les limites extérieures du mal, les marque avec de l'encre pour éviter toute erreur, incise ensuite les téguments sur le trajet de cette ligne, puis saisissant l'aiguille, dont le ressort a été rentré dans la cannelure, il l'enfonce sur un des points quelconques de l'incision faite aux téguments, il la conduit doucement et avec précaution à travers les tissus, en dehors des limites latérales de la dégénérescence, et en ramène la pointe dans l'intérieur du rectum, au-dessus de la limite supérieure du mal ; là les doigts placés dans l'intestin guident sa direction et l'empêchent d'aller blesser la paroi voisine. Pour plus de sécurité, le chirurgien glisse sous ses doigts un gorgeret, dans la gouttière duquel la pointe de l'aiguille vient se fixer ; un aide pousse alors le ressort, qui se recourbe dans la gouttière du gorgeret et vient se présenter à l'orifice anal, où l'aide saisit son extrémité, place un fil dans son anneau et le ramène dans le rectum ; alors le chirurgien retirant l'aiguille, entraîne le fil dans le trajet que celle-ci vient de parcourir, de sorte qu'un des bouts de ce fil reste pendant par l'anus, l'autre par la perforation faite à l'extérieur, et que le fil lui-même circonscrit la face extérieure de la dégénérescence ; après avoir dégagé le fil du chas de l'aiguille et avoir disposé de nouveau l'instrument, le chirurgien répète la même manœuvre à

5 centimètres plus loin, sur la courbe marquée par l'incision des téguments, et continue ainsi jusqu'à ce qu'il ait cerné la tumeur tout entière, soit que celle-ci comprenne toute la circonférence de l'intestin, soit qu'elle n'en occupe que la moitié ou les deux tiers.

Il est utile, pour éviter tout embarras ultérieur, de réunir par une rosette les deux bouts de chacun des fils aussitôt que l'on vient de les placer.

Deuxième temps. — Passage de la ligature définitive. — Quand ce premier acte de l'opération est terminé, le chirurgien procède au passage· de la ligature définitive, qui consiste, ainsi que nous l'avons dit plus haut, en une forte ficelle de chanvre. Cette ligature doit avoir au moins 5 ou 4 mètres de long, plutôt plus que moins. Dénouant alors l'une des rosettes (la première venue si la tumeur forme un cercle complet, celle placée à l'une des extrémités de la courbe si la tumeur ne forme qu'un croissant), le chirurgien attache le bout intérieur du fil à la ligature principale qu'il doit entraîner, en ayant soin que cette ligature soit saisie à 50 centimètres de son extrémité. Tirant alors sur le bout extérieur du fil, il entraîne à sa suite la ligature qui se plie en double et pénètre dans l'anus d'abord, puis dans le trajet parcouru par le fil, et vient sortir à travers la peau sous la forme d'une anse. D'un coup de ciseaux le chirurgien coupe cette anse, de sorte que dans cet unique trajet se trouvent deux cordons, l'un court, l'autre formé par le reste de la longue ficelle. On réunit ensemble par une rosette les deux chefs du premier; on laisse pendre le chef appartenant à la ligature principale, puis on procède au passage d'une seconde anse; pour cela le chirurgien dénoue la rosette voisine, attache le chef interne de ce deuxième fil à la ligature principale, à 50 centimètres de l'extrémité de cette dernière, puis tirant sur le bout extérieur de ce fil, il entraîne à sa suite la ligature qui, comme précédemment, se plie en double, parcourt le trajet du fil, et vient sortir à travers la peau sous la forme d'une anse; le chirurgien coupe cette deuxième anse, réunit ensemble les deux chefs du cordon le plus court, et continue l'opération du passage de la ligature jusqu'à épuisement des fils. Quand ce deuxième acte de l'opération est terminé, la tumeur se trouve cernée à sa partie supérieure par une série d'arcades dont les chefs accouplés pendent à l'extérieur. Il ne reste plus alors qu'à passer chacun de ces couples dans l'anneau d'un constricteur et à les fixer au curseur de la vis.

Troisième temps. — Constriction. — Pour rendre ce temps de l'opération plus rapide, j'emploie autant de constricteurs qu'il existe d'anses, et je les fais manœuvrer successivement de manière à exercer sur chaque anse une forte constriction, sans toutefois aller jusqu'à diviser les tissus. Quand toutes les anses ont été ainsi fortement serrées, je reviens au premier constricteur pour achever la section en portant la constriction à l'extrème, puis je passe au deuxième, et ainsi de suite, jusqu'à ce que la tumeur soit complétement détachée ; celle-ci tombe en bloc et laisse une vaste excavation d'où ne suinte que peu de sang. Si par hasard quelque portion de la dégénérescence avait échappé à l'opération, il serait facile de le reconnaître et d'en faire immédiatement l'extirpation.

Quatrième temps. — Pansement. — Nous avons dit qu'après cette opération le chirurgien n'est pas ordinairement obligé de pratiquer de ligature permanente. On peut donc immédiatement procéder au pansement. Pour cela nous avons l'habitude de placer d'abord dans le rectum une grosse sonde élastique percée comme les sondes uréthrales, afin de permettre aux gaz de s'échapper à l'extérieur, et afin surtout qu'on puisse reconnaître une hémorrhagie interne si elle venait à se manifester.

Après avoir introduit cette sonde, nous tamponnons exactement la plaie avec des boulettes de charpie, puis nous soutenons le tout avec un bandage en T.

Suites de l'opération. — Comme après toutes les grandes mutilations, le malade éprouve d'abord un état d'affaissement plus ou moins considérable, auquel succède bientôt la fièvre traumatique. En même temps la surface de la plaie produit un suintement séro-sanguinolent qui imprègne la charpie et les pièces d'appareil. Dès le lendemain il convient de changer les pièces extérieures du pansement et de les renouveler ensuite matin et soir. Nous conseillons aussi de donner, dès le premier jour de l'opération, quelques préparations opiacées pour retarder les évacuations alvines, et de continuer cette précaution jusque vers le moment de la guérison.

Vers le cinquième jour la suppuration s'établit, la plaie se déterge, se couvre de bourgeons charnus, et bientôt la cicatrisation commence vers les bords cutanés.

Ce n'est guère qu'au bout de deux mois à peu près que la cure est terminée.

Nous n'avons pas besoin de dire que quelle que soit la méthode dont on fait usage pour l'exécuter, l'extirpation du rectum est toujours une opération grave et difficile ; qu'elle est très-souvent suivie d'incontinence partielle ou totale des matières fécales, et qu'elle laisse presque toujours les malades dans la nécessité de se maintenir garnis. Nous dirons seulement qu'exécutée par la ligature extemporanée, d'après le procédé que nous venons de décrire, cette opération est considérablement plus simple et moins dangereuse que celle exécutée par l'instrument tranchant.

PREMIÈRE OBSERVATION.

Cancer annulaire du rectum. — Extirpation par la ligature extemporanée. — Guérison. (Observation recueillie par M. Cortès.)

Houbron (Valentine), âgée de quarante-six ans, marchande des quatre saisons, vint à l'hôpital de la Pitié le 11 mars 1858, pour y être traitée d'une affection organique du rectum, dont elle faisait remonter l'origine à dix-huit mois environ, et qui en était arrivée au point de rendre la défécation presque impossible. La dégénérescence occupait sous forme d'anneau toute la circonférence du rectum. Par son bord inférieur cet anneau se confondait avec l'orifice de l'anus, mais sa partie supérieure, que le doigt parvenait à dépasser, tranchait d'une manière assez nette avec les parties saines voisines.

Du côté du vagin la tumeur était mince et presque interrompue ; en arrière et sur les côtés la dégénérescence s'étendait à plus de 2 centimètres de profondeur.

Bien que la malade n'accusât aucun antécédent syphilitique, M. Maisonneuve crut devoir la soumettre pendant quelques semaines à l'usage de l'iodure de potassium, en même temps qu'il cherchait à faciliter la défécation au moyen de mèches introduites dans la partie rétrécie.

Mais après avoir continué ce traitement pendant deux mois sans aucun résultat, et voyant au contraire que le mal continuait à s'accroître, il crut devoir proposer l'opération, qui fut acceptée et exécutée le 10 mai de la manière suivante :

Premier temps. — Incision des téguments. — La malade étant préalablement soumise au chloroforme, et placée sur le bord du lit, les cuisses écartées comme pour toutes les opérations de ce genre, M. Maisonneuve fit avec le bistouri une incision circulaire autour de l'orifice inférieur du rectum, en s'éloignant toutefois beaucoup plus de cet orifice en arrière et sur les côtés qu'en avant. Dans cette incision ne furent comprises que la peau et les premières couches du tissu cellulaire.

Deuxième temps. — Passage des fils provisoires. — Prenant alors autant de fils qu'il se proposait d'appliquer d'anses de ligature, M. Maisonneuve passa successivement chacun d'eux au-dessus et en dehors de la tumeur en les espaçant de 2 centimètres l'un de l'autre et en faisant sortir l'un des chefs par l'orifice de l'anus. Le passage de ces fils n'exigea d'autres instruments qu'une sonde cannelée et un stylet aiguillé. La première, courbée en arc de cercle, servit à traverser les tissus de l'extérieur à l'intérieur, et le stylet à conduire le fil dans la cannelure de la sonde.

Troisième temps. — Passage des ligatures définitives. — Tous les fils (au nombre de sept) étant placés autour de la tumeur, M. Maisonneuve attacha l'extrémité anale de chacun d'eux à une forte ficelle de plusieurs mètres de long, en ayant soin d'espacer ces attaches de 40 centimètres l'une de l'autre. Tirant alors successivement chacun des fils par son extrémité externe, il entraîna à leur place autant d'anses de ficelle, qui par leur partie intrarectale cernaient d'une manière non interrompue toute la circonférence de la tumeur.

Quatrième temps. — Constriction des ligatures, — Les chefs extérieurs de chacune des anses ayant été accouplés, M. Maisonneuve y adapta successivement un fort serre-nœud de Græfe au moyen duquel il opéra la division des tissus, de sorte que la tumeur se trouva détachée d'un seul bloc et cela presque sans effusion de sang. Le tout ne dura pas plus d'un quart d'heure.

Pour tout pansement on se contenta de remplir mollement la plaie de boulettes de charpie, et de soutenir le tout au moyen d'une compresse et d'un bandage en T; puis la malade fut reportée dans son lit.

Aucun accident hémorrhagique ou autre ne survint après cette opération, le travail de suppuration s'établit sans trouble, et le 20 juin, six semaines à peine après l'opération, la cicatrisation était complète. La malade sortit de l'hôpital le 28 juin 1858.

DEUXIÈME OBSERVATION.

Cancer annulaire du rectum. — Ligature extemporanée. — Guérison.

Madame Paulus (Catherine), âgée de soixante-neuf ans, demeurant à Plaisance, vint me consulter le 12 septembre 1858 pour une tumeur qu'elle portait à l'anus et qui gênait la défécation. Elle me dit que cette tumeur existait depuis près de deux ans; que pendant longtemps son médecin ordinaire avait pensé qu'il s'agissait simplement d'une tumeur hémorrhoïdale, que plus tard il avait craint une dégénérescence spécifique et lui avait donné l'iodure de potassium; que maintenant enfin il craignait un cancer, et lui avait conseillé de demander un autre avis.

Cette tumeur, dont le volume offrait à peu près celui d'un œuf de poule, envahissait les trois quarts environ de la circonférence du rectum. Son centre occupait la partie latérale droite de l'anus, de là elle se prolongeait d'une part vers le périnée et la cloison recto-vaginale, à une profondeur de 5 centimètres; d'une autre part vers la partie postérieure. Il n'y avait de libre que le côté gauche. Elle était dure, adhérente à la peau. La malade y éprouvait assez fréquemment des douleurs lancinantes.

Je fus d'avis qu'il s'agissait d'une tumeur cancéreuse et je conseillai l'opération par la ligature; celle-ci ayant été acceptée, j'y procédai le 15 septembre de la manière suivante :

Premier temps. — Incision des téguments. — La malade étant placée sur le bord de son lit, dans la position usitée pour le spéculum, j'introduisis l'index gauche dans le rectum pour faire saillir la tumeur; puis, avec un bistouri convexe, je divisai les téguments suivant une courbe qui commençait sur le côté gauche et postérieur de l'orifice anal pour se porter d'abord en arrière, puis à droite, où elle s'éloignait de l'anus de plus de 4 centimètres, puis en avant, où elle se rapprochait de cet orifice et se terminait à son côté gauche et antérieur à 2 centimètres environ de son point de départ.

Deuxième temps. — Passage des fils temporaires. — Prenant alors l'aiguille de Récamier, je l'enfonçai dans le centre du sillon tracé par le bistouri, je fis parcourir à sa pointe la face externe de la tumeur, et je la fis saillir à l'intérieur du rectum à un demi-centimètre au-dessus des limites du mal ; faisant ensuite pousser le ressort qui vint sortir par l'anus, j'y attachai un fil que je ramenai dans le trajet parcouru par l'aiguille.

Je fis la même manœuvre dans trois autres points du sillon, distants chacun de 3 centimètres, ce qui me donna quatre fils placés autour de la tumeur.

Troisième temps. — Passage de la ligature définitive. — Prenant alors une forte ficelle, j'y attachai chacun des bouts des fils sortant par l'anus, en ayant soin que leurs points d'attache à la ficelle fussent distants l'un de l'autre de 30 centimètres. Tirant ensuite sur les bouts extérieurs de chacun de ces fils, j'entraînai à leur place autant d'anses de ficelle. Je séparai avec des ciseaux chacune de ces anses extérieures, ce qui me donna dix chefs pendant au dehors. Je les accouplai deux à deux ; puis, les ayant adaptés à autant de serre-nœuds, je procédai à la constriction.

Quatrième temps. — Constriction. — Pour exécuter ce temps de l'opération, je pris successivement chacun de ces serre-nœuds, dont je fis mouvoir la vis jusqu'à ce que la constriction fût assez forte pour intercepter toute circulation ; puis, revenant au premier serre-nœud, j'achevai de serrer la vis pour terminer la division des tissus ; j'en fis de même au deuxième, au troisième, et ainsi de suite jusqu'au dernier. La tumeur se trouvant ainsi complétement isolée, tomba, sans que de cette vaste plaie il s'écoulât une goutte de sang.

Cinquième temps. — Pansement. — Bien que rien ne me fît craindre d'hémorrhagie, j'introduisis dans le rectum une sonde élastique autour de laquelle je fis le tamponnement de la plaie, et je soutins le tout avec un bandage en T.

Malgré la vaste étendue de cette plaie, la malade n'éprouva presque aucun accident traumatique : la fièvre fut des plus modérées, la suppuration s'établit régulièrement, et la cicatrisation se fit sans encombre vers la septième semaine. Depuis lors, en avril 1859, j'ai eu l'occasion de revoir cette dame, chez laquelle la cicatrice s'était parfaitement maintenue, sauf un point induré qu'il sera utile de détruire soit par les caustiques, soit par la ligature. Il existe seulement une chute de la matrice et un suintement muqueux par l'anus qui oblige la malade à se maintenir garnie.

TROISIÈME OBSERVATION.

*Cancer annulaire du rectum. — Extirpation par la ligature extemporanée. —
Guérison.* (Observation recueillie par M. Cortès.)

Yon (Victoire), âgée de soixante-trois ans, blanchisseuse, fut admise à
l'hôpital de la Pitié le 8 novembre 1858 pour y être traitée d'une affection
carcinomateuse du rectum qui rendait la défécation presque impossible.

La malade raconte qu'elle éprouvait depuis près de deux ans de la difficulté à rendre les matières fécales, mais qu'elle ne s'est aperçue que depuis
environ six mois de l'existence d'une tumeur saillante au dehors. C'est à peu
près à la même époque qu'elle remarqua dans ses selles des glaires sangui-
nolents. Du reste, à part le moment des garde-robes, elle n'éprouvait pas
de douleurs vives, ce qui, joint à la nécessité où elle se trouvait de tra-
vailler sans relâche pour fournir à ses besoins et à ceux de sa petite-fille,
la fit reculer jusqu'au dernier jour pour réclamer les secours de l'art. Le
lendemain à la visite, M. Maisonneuve reconnut l'existence d'une tumeur
cancéreuse qui occupait toute la circonférence de l'anus et remontait dans
l'intérieur du rectum à plus de 5 centimètres sur la paroi postérieure, et à
2 centimètres seulement du côté du vagin, dont la cloison n'était pas envahie dans toute son épaisseur. Après avoir laissé la malade reposer quelques
jours, M. Maisonneuve proposa l'opération, qui fut acceptée et exécutée le
16 novembre.

La malade étant soumise au chloroforme et placée sur le lit d'opération
dans la position du spéculum, M. Maisonneuve cerna le pourtour de l'anus
par une incision circulaire qui circonscrivait les limites inférieures du mal.
Il passa ensuite avec l'aiguille de Récamier sept ligatures qui, du sillon tracé
par le bistouri, longeaient la circonférence de la tumeur et venaient toutes
sortir par l'orifice anal. Chacune de ces ligatures servit ensuite à entraîner
de l'intérieur à l'extérieur une anse de la ligature définitive, laquelle consistait en une forte ficelle ; de cette manière, la partie supérieure de la tumeur
se trouva cernée du côté du rectum par une série d'arcades dont les chefs
pendaient à l'extérieur dans le sillon circulaire tracé par le bistouri. Ces chefs
ayant été réunis deux à deux, chacun de ces couples fut adapté à un constricteur et serré fortement. Puis, reprenant chaque instrument l'un après
l'autre, l'opérateur acheva la section des tissus en portant la constriction à

l'extrême. Cette opération, qui avait duré près de quarante-cinq minutes, ne donna lieu à aucun écoulement de sang. La plaie fut remplie mollement de boulettes de charpie que l'on soutint par quelques compresses et un bandage en T.

Les suites de l'opération ne présentèrent rien de remarquable : la plaie se comporta comme toutes les plaies qui suppurent, et la malade sortit complétement guérie de son opération le 17 février 1859.

Cette malade a été revue récemment ; la plaie reste guérie, les garde-robes se font bien ; mais il se fait par l'anus un suintement continuel qui oblige la malade à se garnir.

CHAPITRE QUATRIÈME.

DE LA LIGATURE EXTEMPORANÉE DANS LES TUMEURS POLYPEUSES DES FOSSES
NASALES ET DU PHARYNX.

L'application de la ligature aux polypes du nez et du pharynx, dit
M. Velpeau (1), remonte à la plus haute antiquité. Toutefois, ajoute cet
auteur, les Grecs et les Arabes ne l'ont guère proposée qu'à titre d'ac-
cessoire de l'excision et de l'arrachement. Il faut arriver jusqu'aux
seizième et dix-septième siècles pour en trouver une description claire,
une indication formelle. Fallope l'exécutait avec un fil d'archal ; Glan-
dorp, avec un ruban de soie qu'il passait au moyen d'une aiguille
courbe, percée d'un chas près de son extrémité. Mais c'est surtout dans
le courant du siècle dernier que cette méthode est devenue le sujet d'une
foule de recherches et de modifications. De là les procédés de Levret,
de Brasdor, de Desault, etc., qui ont surtout pour objet de faciliter le
passage du fil autour du pédicule de la tumeur ; de là aussi ceux de
Græfe, de Roderick, de Mayor de Lausanne, dont le but est de rendre
la constriction plus rapide et plus sûre. Nous dirons néanmoins qu'a-
vant les perfectionnements récents apportés tant dans la confection des
instruments constricteurs que dans les opérations préliminaires destinées à faciliter leur application, cette méthode était loin d'avoir l'importance qu'elle possède actuellement.

§ 1. *De la ligature extemporanée dans les polypes du nez.*

La plupart des polypes développés dans les fosses nasales ne sont
autres que des productions hypertrophiques dans lesquelles domine
l'élément cellulo-vasculaire, et qui, prenant leur origine sur un des
points de la pituitaire (presque toujours sur la paroi externe des fosses

____

(1) *Médecine opératoire*, t. III, p. 599.

nasales), se prolongent ensuite dans toutes les directions, de manière à prendre les formes les plus irrégulières.

Pour opérer ces sortes de polypes, je préfère habituellement à toute autre méthode l'arrachement au moyen de pinces à anneaux, dont les mors sont larges et aplatis. Je glisse l'un de ces mors le long de la cloison, l'autre vers la paroi externe ; puis, quand je sens le polype bien pris à sa base, j'imprime un mouvement brusque de demi-torsion et l'arrache d'un seul bloc, le plus souvent avec la parcelle osseuse sur laquelle il s'implante.

Cette méthode est si simple, si prompte, si efficace, que rien à mon avis ne peut la remplacer comme méthode générale.

Quelquefois néanmoins le chirurgien peut avoir des raisons pour employer la ligature ; dans ce cas, ou bien il adoptera l'un des nombreux procédés imaginés pour passer derrière le polype une anse de fil dont il réunira ensuite les chefs pour y adapter un serre-nœud de trousse, ou bien, ainsi que je l'ai fait avec succès dans plusieurs circonstances, il prendra ce même serre-nœud de trousse, y adaptera un fil de fer d'un millimètre et demi de diamètre, disposera ce fil en anse très-allongée qu'il glissera dans la narine et avec laquelle il cherchera à saisir le polype. Pour faciliter l'opération, on peut avec avantage saisir préalablement le polype au moyen d'une pince ; on passe ensuite celle-ci dans l'anse du fil, de manière qu'elle lui serve de conducteur ; quand on a bien placé l'anse du constricteur, ce qui est le point difficile, il ne reste plus qu'à faire manœuvrer la vis pour terminer l'opération.

Mais, je le répète, cette méthode de la ligature appliquée aux polypes nasaux est bien plus délicate, plus compliquée et moins sûre que celle de l'arrachement.

§ 2. *De la ligature extemporanée dans les polypes naso-pharyngiens.*

Bien différents des polypes nasaux proprement dits, les polypes naso-pharyngiens ont presque toujours une structure fibreuse ou fibro-vasculaire. Ils tirent en général leur origine des parois latérales ou supérieures du pharynx et principalement des tissus fibreux insérés aux apophyses ptérygoïdes ou bien encore du périoste même qui tapisse les apophyses basilaires de l'occipital et du sphénoïde. Cette implantation est quelquefois fort large. J'en ai vu dont le diamètre avait près de trois centimètres ; de là le polype envoie des prolongements dans le pharynx, dans les fosses nasales, dans les fosses zygomatiques et temporales, dans les sinus sphénoïdaux.

Jusque vers le milieu du siècle dernier, les chirurgiens étaient à peu près impuissants contre cette affection grave ; n'ayant pas eu l'idée de s'ouvrir à travers les tissus de la face une voie qui leur permît d'atteindre le pédicule de ces tumeurs et se trouvant réduits à introduire par les narines ou derrière le voile du palais les instruments destinés à l'opération, c'est à peine s'ils pouvaient saisir les parties saillantes des tumeurs, et encore au prix de difficultés excessives.

De nos jours ces difficultés n'existent plus, et le chirurgien peut toujours, au moyen des opérations préliminaires imaginées par Manne, par M. Flaubert fils, par M. Nélaton et par moi-même, arriver à saisir le polype à sa base et en faire l'extirpation, quels que soient, du reste, son volume et la multiplicité de ses prolongements.

Il n'entre point dans notre plan de décrire en détail ces opérations ; nous dirons seulement que, grâce à nos instruments constricteurs perfectionnés et à notre procédé puissant de cautérisation en flèches, nous sommes parvenus à réduire aux proportions les plus simples l'extirpation naguère encore si redoutable des polypes naso-pharyngiens, ainsi qu'on peut en juger par les observations deuxième et troisième, qui nous paraissent résumer parfaitement les derniers progrès de la science à cet égard.

Ces observations, en effet, démontrent qu'une simple boutonnière pratiquée sur le voile du palais ou à la face interne de la joue, a pu suffire au chirurgien pour lui permettre de saisir le polype, de glisser jusqu'à la base de chacun de ses prolongements principaux l'anse d'un fort constricteur, d'opérer en quelques instants la division des tissus compris dans cette ligature, et plus tard d'achever la destruction complète du pédicule commun au moyen de la cautérisation. Mais pour obtenir de pareils résultats on comprend que le choix des instruments présente une importance extrême. Les ligatures, par exemple, doivent être à la fois souples et rigides, afin de former des anses susceptibles de se plier à toutes les formes, de conserver ces formes malgré la pression quelquefois assez considérable qu'exercent sur elles les parties au milieu desquelles on les fait pénétrer. Il importe en même temps que leur ténacité soit suffisante pour résister à des tractions énergiques. Or, ni les cordons de soie ou de chanvre, ni les chaînes articulées ne peuvent remplir ces conditions, que remplissent, au contraire, d'une manière remarquable, les fils métalliques simples ou disposés en corde.

.Quant au procédé de cautérisation, je dirai que nul ne nous a paru aussi puissant, et en même temps aussi simple et aussi facile dans son exécution, que celui que j'ai désigné sous le nom de *cautérisation en flèches*.

PREMIÈRE OBSERVATION.

Polype nasal simple, extirpation par la ligature extemporanée. — Guérison.

Dans le mois de septembre 1858, M... vint dans mon cabinet me consulter pour un polype qu'il portait dans la fosse nasale gauche. Ce polype, déjà très-volumineux, proéminait habituellement par la narine, mais conservait encore une certaine mobilité qui permettait au malade de le faire saillir ou rentrer à volonté. Il n'existait rien du côté du pharynx, et le doigt introduit derrière le voile du palais, dans l'ouverture postérieure des fosses nasales, ne rencontrait aucun corps étranger.

Les conditions me paraissant favorables pour la ligature, je choisis cette méthode et j'y procédai de la manière suivante : Le malade étant assis dans un fauteuil, je saisis, avec une pince à fermoir, l'extrémité du polype, puis ayant disposé mon serre-nœud de trousse de manière que son fil de fer formât une anse longue de six centimètres et large de deux centimètres, j'introduisis cette anse dans la narine en faisant passer dans son ouverture la pince qui tenait le polype, puis la faisant glisser le long de la cloison en rasant le plancher du méat inférieur, je la poussai jusqu'au fond de la fosse nasale. Là, j'imprimai à l'instrument un quart de rotation sur son axe, de manière à ramasser le polype par sa partie inférieure, puis, par de légers mouvements, je cherchai à faire remonter cette anse jusqu'au point d'implantation vers la partie moyenne de la paroi externe. Pour m'assurer que le polype était bien pris, je tirai doucement à moi l'instrument jusqu'à ce que je sentisse une résistance qui me prouvait que l'anse était accrochée à un corps étranger. Il ne restait plus dès lors qu'à faire mouvoir la vis, ce que je fis rapidement jusqu'à ce que le polype se trouvât détaché. En retirant le serre-nœud, je tirai en même temps le polype qui tenait encore à l'anneau de l'instrument, dans lequel le fil de fer avait entraîné quelques fibrilles de son pédicule.

Ce polype avait un volume assez considérable, son diamètre antéro-postérieur mesurait 5 centimètres, sa hauteur 4, son épaisseur 1 et 1/2 dans sa partie libre, et s'amincissait vers son pédicule. Après cette opération, qui ne fut suivie que d'une très-légère effusion de sang, la narine se trouva complétement désobstruée et le malade débarrassé de la gêne qu'il éprouvait.

DEUXIÈME OBSERVATION.

Polype naso-pharyngien. — Ligature extemporanée combinée avec la boutonnière palatine. — Guérison.

Parrain (Nicolas), âgé de vingt et un ans, couvreur, entra le 12 août 1859 à l'hôpital de la Pitié, pour y être traité d'un polype naso-pharyngien dont il souffrait depuis près de deux ans. Ce polype, dont un prolongement pénétrait dans la fosse nasale droite, déprimait assez fortement le voile du palais, et proéminait dans l'arrière-gorge, où on pouvait l'apercevoir quand le malade ouvrait fortement la bouche.

En explorant avec le doigt, on reconnaissait que la tumeur était libre en arrière ainsi que du côté gauche, et que l'insertion de son pédicule avait lieu sur la paroi latérale droite du pharynx.

Dans ces conditions, il était évident que l'extirpation par les fosses nasales était à peu près impossible.

D'une autre part, la tumeur était trop profondément située dans la partie supérieure du pharynx pour que l'on pût songer à la saisir directement derrière le voile du palais. Il ne restait donc plus qu'à recourir au procédé de Manne.

C'est, en effet, à ce procédé que M. Maisonneuve se proposait d'avoir recours, tout en regrettant l'inconvénient assez grave de la mutilation qu'il entraîne, quand l'idée lui vint de substituer à cette division complète une simple boutonnière verticale. Portant donc la pointe de son bistouri sur la partie la plus antérieure du voile du palais, il incisa d'un seul trait cette cloison jusqu'à un demi-centimètre de la base de la luette, puis avec des pinces de Museux il alla saisir le polype et l'attira doucement à travers l'ouverture, dont le pourtour élastique et souple se prêta facilement à cette manœuvre.

Le polype se trouvait donc ainsi transporté du pharynx dans la bouche, et pédiculé pour ainsi dire par l'anneau musculaire du voile du palais; le reste de l'opération devenait dès lors d'une extrême simplicité. En effet, prenant son constricteur de trousse armé d'un simple fil de fer d'un millimètre et demi de diamètre, il disposa celui-ci en anse et saisit le polype. Après quelques tours donnés à la vis pour diminuer la largeur de l'anse, celle-ci fut poussée doucement à travers l'ouverture palatine de manière à venir saisir le pédicule à son point d'insertion dans le pharynx; puis la constriction étant portée à l'extrême, la tumeur se détacha sans écoulement de sang.

Après cette opération, qui dura à peine quelques minutes, l'opérateur se borna à pratiquer, sur le milieu de la boutonnière, un simple point de suture, sans autre instrument qu'une aiguille courbe de petite dimension, et la nouvelle pince à anneau de M. Charrière, laquelle est sans contredit le meilleur des porte-aiguilles. Aucun accident ne suivit cette opération; dès le quatrième jour, la cicatrisation était complète, et le malade sortit de l'hôpital le 17 août.

L'examen de la tumeur fit reconnaître qu'elle était vasculaire, représentant assez bien la forme d'une main d'enfant dont le pouce et les deux derniers doigts seraient fermés. La partie la plus épaisse était celle qui adhérait à la paroi latérale du pharynx et bouchait la narine; la plus mince, de couleur violacée, pendait derrière le voile du palais.

TROISIÈME OBSERVATION.

Polype naso-pharyngien occupant le pharynx, l'intérieur de la bouche, la fosse nasale droite, la fosse zygomatique, l'épaisseur de la joue, et la fosse temporale. — Extirpation par la ligature extemporanée et la cautérisation en flèches. — Guérison.

Poujaud (Jules), âgé de 22 ans, chaudronnier, vint à l'hôpital de la Pitié, le 6 octobre 1859, pour y être traité d'un polype naso-pharyngien des plus graves. La tumeur, en effet, de consistance fibreuse, occupait toute la partie supérieure du pharynx, où elle déprimait fortement le voile du palais; un deuxième embranchement se prolongeait dans la fosse nasale droite, qu'il occupait en entier; une troisième portion perforait la partie postérieure de la voûte palatine et faisait saillie dans la bouche, revêtue seulement par la membrane fibro-muqueuse de cette région; un quatrième prolongement contournait en arrière l'os maxillaire supérieur, remplissait la fosse zygomatique, puis se divisait en deux embranchements secondaires, dont l'un pénétrant dans l'épaisseur de la joue, y formait une tumeur du volume d'un œuf de pigeon, tandis que l'autre, glissant sous l'arcade zygomatique, remontait dans la fosse temporale et soulevait fortement le muscle crotaphyte.

D'après les renseignements fournis par le malade, le début de cette affection remontait à deux ans environ; mais depuis six mois ses progrès ont été si rapides, que le malade effrayé s'est décidé à faire le voyage de Paris et à venir se confier à mes soins. Déjà la parole était embarrassée, la respiration pénible, la déglutition difficile, et le visage énormément tuméfié. Il était urgent de prendre une décision.

Dans plusieurs cas tout à fait semblables, j'avais cru devoir pratiquer l'extirpation de l'os maxillaire supérieur, ne croyant pas alors pouvoir obtenir autrement l'éradication complète de si horribles tumeurs; mais bien que l'opération eût été plusieurs fois couronnée d'un succès complet, elle n'en avait pas moins laissé sur le visage des malades des traces pénibles. Ces faits, rapprochés des résultats excellents que j'avais obtenus récemment de la boutonnière palatine et de ceux que j'obtiens chaque jour de la ligature extemporanée, ainsi que de la cautérisation en flèches, m'inspirèrent la résolution d'essayer, malgré la gravité du cas, de débarrasser ce jeune homme sans aucune mutilation.

Dans une première séance, qui eut lieu le 10 octobre, le malade étant assis sur une chaise, la tête renversée en arrière et maintenue par un aide, je fis au voile du palais une incision qui le divisa verticalement jusqu'à un demi-centimètre de la luette. Par cette ouverture je saisis la tumeur pharyngienne au moyen d'une pince de Museux; puis, glissant par le même chemin l'anse en fil de fer d'un fort constricteur, je saisis cette tumeur, que je divisai près de son insertion en faisant mouvoir rapidement la vis de l'instrument.

Portant ensuite le bistouri sur la face interne de la joue, qui contenait une portion de la tumeur, j'incisai dans une étendue de 2 centimètres les tissus qui recouvraient cette tumeur, puis avec une érigne je la saisis et je l'attirai en dedans de la bouche, dès lors il me fut facile de la saisir dans l'anse de mon constricteur, et d'en opérer extemporanément la ligature. Portant alors le doigt dans cette même ouverture devenue libre, je reconnus que par cette voie je pouvais atteindre le prolongement qui remplissait la fosse temporale; j'y glissai une pince de Museux, et en effet je parvins à saisir ce prolongement, à l'extraire de la fosse temporale, et même à l'entraîner en partie dans l'intérieur de la bouche. Là, je le saisis dans l'anse de mon constricteur en ayant soin de glisser celle-ci dans l'épaisseur de la joue, jusqu'au niveau de la fosse zygomatique où se trouvait le pédicule, que je divisai en faisant mouvoir la vis de l'instrument. Des cinq embranchements du polype, trois et les plus importants étaient donc extirpés; je ne crus pas dans cette première séance devoir poursuivre plus loin les manœuvres opératoires, et le malade fut ramené à son lit.

Aucun pansement ne fut appliqué. Je me contentai de faire trois fois par jour des injections tièdes dans la bouche, au moyen d'une grosse seringue.

Grâce à la conservation du bord inférieur du voile du palais, la déglutition put, dès le premier jour, s'opérer sans difficulté. Quant aux accidents traumatiques, ils se bornèrent à un petit abcès qui se développa dans l'épaisseur de la joue et nécessita un coup de lancette.

Après quinze jours, le malade se trouvant parfaitement remis de la première opération, je fis une deuxième séance pour extraire le prolongement qui remplissait la fosse nasale droite. Cette séance fut très-courte et des plus simples. Après avoir saisi avec une érigne l'extrémité antérieure de ce prolongement, je glissai dans la narine l'anse en fil de fer de mon constricteur de trousse, et dirigeant cette anse vers la partie interne, tandis que l'instrument était porté en dehors du polype, je saisis ce dernier jusqu'à sa base et l'étreignis fortement. Restait encore le prolongement palatin et surtout le pédicule commun. Après huit jours de repos donnés au malade, je résolus de les attaquer par la cautérisation en flèches.

Le malade étant assis en face d'une croisée et la bouche largement ouverte, j'implantai dans la tumeur palatine six flèches caustiques de 3 centimètres de long, de trois millimètres d'épaisseur et d'un centimètre de base, en ayant soin de les enfoncer complétement pour qu'elles ne fissent aucune saillie dans l'intérieur de la bouche.

Cette opération extrêmement simple ne dura pas deux minutes et fut à peine douloureuse. L'eschare, dont la présence n'avait pas occasionné la moindre gêne, se détacha le sixième jour sous forme d'une masse du volume d'une grosse noix. L'ouverture qui résultait de la chute de l'eschare, jointe à la boutonnière palatine, permit alors de reconnaître parfaitement au doigt et à l'œil le point d'implantation du pédicule; de sorte que dans une dernière séance il me fut extrêmement facile d'en opérer la destruction définitive, en y enfonçant encore quatre flèches caustiques.

Aujourd'hui, 28 novembre, c'est-à-dire après six semaines environ de traitement, le malade se trouve entièrement débarrassé de sa tumeur, sans que son visage ait subi la moindre mutilation et sans que sa vie nous ait un seul instant inspiré de l'inquiétude.

QUATRIÈME OBSERVATION.

Polype naso-pharyngien occupant le pharynx, l'intérieur de la bouche, les fosses nasales, la fosse zygomatique, la fosse temporale, la fosse génienne et les sinus sphénoïdaux. Opération mixte par ablation de l'os maxillaire supérieur, arrachement et ligature extemporanée. — Guérison.

Bouloc (Antoine), âgé de vingt ans, coutelier, vint le 30 juillet 1855 se confier à mes soins pour une énorme tumeur qui occupait presque toutes les anfractuosités de la face.

Le malade en faisait remonter le début à deux ans; mais, à cette époque, elle avait acquis déjà un volume assez considérable pour occasionner de la gêne dans la déglutition.

Un an après, le polype envoyait déjà des prolongements dans la narine gauche, dans la fosse zygomatique, la joue et la fosse temporale. Sur le conseil d'un médecin de l'hôpital de Rodez, Bouloc se rendit à Montpellier, où il fut admis à l'hôpital Saint-Éloi. Après un séjour de six semaines, on le renvoya sans rien tenter pour sa guérison. C'est alors que le médecin de Rodez l'engagea à venir me trouver. Il arriva à Paris le 30 juillet et fut immédiatement reçu dans mon service à l'hôpital de la Pitié.

Le côté gauche de la face présentait alors une tuméfaction énorme, qui envahissait la joue, la fosse zygomatique, la fosse temporale. Un autre prolongement de la tumeur remplissait la fosse nasale gauche et refoulait la cloison vers la narine droite, qui se trouvait entièrement obstruée.

A l'intérieur de la bouche, les désordres étaient encore plus graves. Un troisième prolongement de la tumeur remplissait le pharynx, et, faisant hernie à travers le voile du palais et la voûte palatine, venait s'épanouir dans toute la partie supérieure de la cavité buccale. La respiration, la phonation, la déglutition surtout étaient notablement gênées, et tout faisait présager qu'avant peu ces importantes fonctions allaient être entièrement compromises. Tel était l'état du jeune malade quand je le soumis à l'examen de l'Académie dans la séance du 31 juillet 1855.

Il n'y avait pas à hésiter sur l'urgence de l'opération; le malade y était décidé. Elle fut pratiquée le surlendemain, 2 août, d'après la méthode de M. Flaubert, de Rouen, méthode qui consiste à enlever d'abord l'os maxillaire supérieur; seulement j'en modifiai l'exécution de manière à éviter autant que possible la difformité consécutive.

Description de l'opération. — Le malade étant soumis au chloroforme, je divisai d'un seul trait, sur la ligne médiane, le nez et la lèvre supérieure. D'un seul coup de bistouri, j'incisai transversalement les parties molles comprises entre la racine du nez et l'angle interne de l'œil; puis, disséquant le large lambeau circonscrit par ces incisions, je mis à découvert la face antérieure de l'os maxillaire et de la tumeur qui l'enveloppait.

Avec une scie à chaîne passée dans la fente sphénoïdale, je divisai promptement l'apophyse malaire. De deux coups de cisaille je coupai l'apophyse montante de l'os maxillaire et l'apophyse palatine, puis avec le même instrument, porté sur les apophyses ptérygoïdes du sphénoïde, je séparai la dernière adhérence de l'os et l'enlevai.

Dès lors il fut facile de voir dans son ensemble l'énorme tumeur, dont les prolongements s'étendaient dans toutes les anfractuosités de la face, et surtout de reconnaître son pédicule. Je regrettai de n'avoir pas à ma disposition d'instrument constricteur, qui eût trouvé là une heureuse application. Je me contentai d'exciser le pédicule avec des ciseaux courbes, de promener quelques cautères sur les vaisseaux qui fournissaient du sang et de faire un léger tamponnement. Tout étant en ordre, je rapprochai les lèvres de la plaie au moyen de la suture entortillée. Les suites de cette opération, si grave en apparence, furent des plus heureuses. Le malade eut à peine de la fièvre, et la réunion de la plaie s'opéra par première intention.

Examen de la tumeur. — La tumeur, de nature fibreuse, était adhérente par un pédicule très-court, dont la section présente une surface circulaire de 3 centimètres de diamètre. Elle se divise en deux portions principales qui ne tenaient ensemble que par un pédicule vasculaire gros comme le doigt.

L'une de ces portions occupait la fosse nasale gauche, pénétrait à travers l'écartement du voile du palais et des os maxillaires jusque dans la bouche ; la seconde enveloppait l'os en dehors et en avant et se prolongeait dans la joue d'une part, puis, d'autre part, jusqu'à la partie supérieure de la fosse temporale en passant sous l'arcade zygomatique. Deux kystes séreux existaient dans l'épaisseur de cette deuxième portion.

Trois ans plus tard, le 14 avril 1858, le malade vint de nouveau me consulter pour une nouvelle tumeur qui s'était développée près du point d'implantation de la première, et qui s'était, cette fois, dirigée dans l'épaisseur de la joue, où elle avait acquis déjà le volume d'un œuf de poule. Je l'engageai à ne pas attendre que cette tumeur eût fait de nouveaux progrès et je le décidai à la faire extirper.

Depuis la première opération la voûte palatine était restée largement ouverte, ou du moins n'était fermée que par un obturateur artificiel. Il me fut donc facile, en plaçant le doigt dans la bouche, d'arriver au point d'implantation du polype. Il suffit pour cela d'enlever momentanément l'obturateur ; mais comme la tumeur était presque tout entière logée dans la joue, je fus obligé d'inciser les téguments de cette région pour l'isoler complétement. Dès lors il me fut facile de saisir la tumeur avec une pince de Museux, de l'engager dans l'anse de mon constricteur et d'en opérer l'extirpation.

Les suites de cette opération furent des plus simples : la plaie extérieure se cicatrisa en quelques jours, et le 6 mai, trois semaines après l'extirpation de son polype, le malade put retourner à ses occupations.

Depuis lors la guérison ne s'est point démentie, et grâce à l'obturateur extrêmement ingénieux confectionné par M. Preterre, Bouloc parle et mange comme s'il n'avait jamais subi d'opération.

CINQUIÈME OBSERVATION.

Tumeur cancereuse de la base du crâne. — Double récidive. — Ablation partielle par la ligature extemporanée. — Destruction définitive par la cautérisation en flèches. — Guérison. (Recueillie par M. Baillet, interne.)

Le nommé Tonnelou (Jean), charpentier, demeurant à Montargis, âgé de cinquante ans, subit, au mois de septembre 1856, une première opération pour une tumeur située à la joue du côté gauche. Nous manquons totalement de détails sur cette tumeur. Le malade nous raconte seulement que l'ablation, pratiquée par un chirurgien de Gien, ne laissa qu'une plaie superficielle ne communiquant pas avec la cavité buccale.

La guérison se maintint pendant dix-huit mois. Puis la joue se gonfla de nouveau, et cette nouvelle tumeur, d'abord indolente, devint bientôt tellement douloureuse qu'elle empêchait le sommeil, et le malade entra à l'hôpital de la Pitié. Là, M. Maisonneuve reconnut que la tumeur faisait corps avec le maxillaire supérieur, et décida l'ablation de cet os; celle-ci fut pratiquée le 19 octobre 1858, par M. Vannebrouck, alors interne du service.

On reconnut alors, pièces en main, que la tumeur, globuleuse, dure, d'aspect fibreux, était contenue dans le sinus maxillaire et enlevée en *totalité*. Examinée par M. Ch. Robin (?), elle présentait les caractères du tissu fibroplastique.

Les suites de l'opération furent heureuses, et le malade sortit promptement de l'hôpital; mais la guérison ne fut pas de longue durée, car le 25 mars 1859 Tonnelou rentrait à la Pitié. La tumeur, récidivée en arrière de la cicatrice, fait proéminer assez fortement la joue en dehors; elle est dure, arrondie extérieurement; elle recouvre un peu la branche de l'os maxillaire inférieur sans y adhérer. Le doigt, introduit dans la bouche, sent le pédicule de la tumeur s'enfoncer profondément en arrière sans arriver à ses limites; la peau qui la recouvre est saine, non adhérente. Jusque-là indolente, la tumeur est devenue depuis une dizaine de jours le siége de douleurs lancinantes extrêmement vives. L'état général est satisfaisant.

L'opération est pratiquée le 5 avril, de la manière suivante : une incision courbe, à concavité supérieure, dirigée de la commissure buccale vers le conduit auditif externe, divise les téguments de la joue jusqu'à la tumeur. Celle-ci, mise alors à découvert, est disséquée aussi loin que possible avec les doigts; puis, dans l'impossibilité de l'énucléer, on cerne son pédicule dans l'anse d'un fort constricteur et on opère la ligature extemporanée. L'écoulement de sang est modéré et ne nécessite aucune ligature; un tampon de charpie est porté au fond de la plaie, qui, à dessein, n'est pas réunie. Le 6, l'opéré est en très-bon état; pas d'hémorrhagie. Le pansement est laissé en place. Le 7, le tampon de charpie introduit dans la plaie est retiré, et des flèches au chlorure de zinc sont placées aussi profondément que possible, au moyen de pinces à anneaux, dans ce qui reste du pédicule de la tumeur. Neuf flèches sont ainsi placées sans grandes douleurs. Les douleurs qui suivent cette application sont modérées et ne durent que deux heures. La nuit se passe bien.

La tumeur enlevée présente à peu près le même aspect fibreux que celle de l'année derrière; elle est dure, d'un blanc grisâtre, surtout dans sa partie corticale. Examinée avec soin au microscope par MM. Heurtault et Bouilland, internes à la Pitié, elle présente cette fois les cellules et les noyaux caractéristiques de l'affection cancéreuse.

Le 15, l'eschare produite par le caustique se détache après quelques tractions. Elle comprend la plus grande partie du pédicule de la tumeur. Le 18, nouvelle application de flèches, qui cette fois encore sont supportées sans réaction, sans presque de douleur. Le pansement consiste en boulettes de charpie introduites dans la cavité et recouvertes d'un pansement simple.

L'eschare se détache le 26. Le 30 avril, trois flèches sont encore posées. L'eschare tombe le 7 mai. Enfin le 12 mai, quatrième application de flèches, au nombre de trois seulement. La dernière portion du pédicule de la tumeur se détache, complétement modifiée, le 18 mai. Cette tumeur, profondément située, adhérente à la base du crâne, était complétement détruite; il ne restait plus qu'à combler la solution de continuité résultant de la plaie faite pendant l'opération, et qui avait été laissée béante avec intention. Après s'être assuré qu'il ne restait aucun vestige de la maladie, M. Maisonneuve pratique, le 23 mai, une opération autoplastique dans le but de combler cette solution de continuité des parties molles de la joue qui laissait ouverte en dehors la cavité buccale. Pour cela, un lambeau quadrilatère est taillé dans les téguments qui recouvrent l'angle de la mâchoire; puis, attiré en avant et un peu en haut, vers la commissure des lèvres, il est réuni au moyen de la suture entortillée avec les bords préalablement avivés de la plaie primitive.

Malgré une hémorrhagie survenue dans la journée et qui nécessite une ligature d'artères, la plaie se réunit bien partout, ne laissant qu'un petit espace triangulaire, situé tout à fait à la partie inférieure au-devant du corps de la mâchoire, espace qui, du reste, est rapidement comblé par la cicatrisation.

Le 6 juin, le malade sort de l'hôpital parfaitement guéri, après deux mois et demi de séjour. Il est dirigé sur l'Asile des convalescents à Vincennes.

CHAPITRE CINQUIÈME.

DE LA LIGATURE EXTEMPORANÉE DANS LES MALADIES DE LA BOUCHE.

Parmi les affections très-diverses que l'on observe dans la région buccale, il en est un assez grand nombre auxquelles la ligature extemporanée peut s'appliquer avec avantage. Telles sont, par exemple : aux lèvres, certaines tumeurs cancroïdes, érectiles, hypertrophiques; à la joue, toutes les tumeurs plus ou moins pédiculées ou pédiculables, les adhérences vicieuses, les fistules salivaires du canal de Sténon.

Dans la région postérieure, l'hypertrophie des amygdales, l'intumescence chronique de la luette, diverses tumeurs du voile du palais, enfin, dans la région inférieure, la grenouillette et les tumeurs de la langue.

Dans le plus grand nombre de ces affections, l'application de la méthode est si simple et si facile qu'il est inutile, surtout après ce que nous avons dit précédemment, d'en donner une description détaillée; il nous suffira pour la plupart d'en rapporter quelques observations, nous réservant d'insister davantage sur les opérations les plus importantes et les plus délicates.

§ 1. *Ligature extemporanée dans les tumeurs des lèvres.*

Les lèvres sont fréquemment le siége de tumeurs cancroïdes, cancéreuses, érectiles, hypertrophiques; le plus souvent il est facile d'en circonscrire la base soit au moyen d'une simple ligature, soit en leur formant un ou plusieurs pédicules artificiels au moyen des divers procédés dont nous avons parlé dans la première partie de ce mémoire. Alors rien n'est plus simple, une fois cette pédiculisation obtenue, que d'opérer la division de ces pédicules au moyen du constricteur. Pour cela le petit constricteur de trousse, armé d'un fil de fer d'un millimètre et demi de diamètre, nous a toujours suffi. Les vaisseaux peu volumi-

neux qui parcourent cette région se trouvent par le fait de la constriction suffisamment oblitérés pour qu'il ne se manifeste point
d'hémorrhagie.

PREMIÈRE OBSERVATION.

Cancroïde de la lèvre inférieure. — Pédiculisation au moyen de longues épingles
passées à la base. — Ligature extemporanée. — Guérison.

Fradier (Gabriel), soixante-dix-sept ans, vint à l'hôpital de la Pitié, le
26 décembre 1856, pour y être traité d'une tumeur cancroïde à la lèvre
inférieure. Cette tumeur, dont l'origine remontait à près de deux ans, occupait le côté droit de la lèvre et s'étendait depuis la commissure jusqu'un peu
au delà de la ligne médiane. Dans le sens vertical elle occupait toute la hauteur de la lèvre jusqu'au sillon mentonnier. Du reste, elle était parfaitement
circonscrite et ne se compliquait d'aucun engorgement ganglionnaire. Le
malade étant parfaitement décidé à l'opération, M. Maisonneuve y procéda,
le 28 décembre, de la manière suivante :

A l'aide d'une forte aiguille courbe il passa d'abord à travers l'épaisseur
de la lèvre deux fils de fer d'un millimètre et demi de diamètre; les bouts de
chacun de ces fils furent ensuite rapprochés et passés dans l'anneau d'un
constricteur de trousse. La base de la tumeur se trouvait ainsi circonscrite
par deux ligatures qui en embrassaient chacune une moitié. Prenant ensuite
de longues et fortes épingles, M. Maisonneuve en enfonça quatre à travers la
lèvre et au-dessous des parties malades, afin que les anses des fils pussent
être pendant la constriction maintenues dans la direction convenable. Faisant
ensuite mouvoir la vis de chacun des constricteurs, il opéra rapidement la
section des tissus.

Il ne s'écoula pas de sang, le pansement se borna à l'application d'un linge
cératé et d'un plumasseau de charpie soutenu par un bandage contentif. Le
troisième jour, la suppuration s'établit; elle suivit son cours régulier, et le
16 janvier 1857 le malade sortit de l'hôpital parfaitement guéri de l'opération.

DEUXIÈME OBSERVATION.

Cancroïde de la lèvre inférieure, ligature extemporanée. — Guérison.

Mignard (Charles), cinquante-six ans, journalier, se présenta le 17 janvier
1859 à l'hôpital de la Pitié, pour y être traité d'un bouton chancreux de la

lèvre inférieure. D'après le dire du malade, cette affection se serait développée seulement depuis un an, et très-probablement sous l'influence de la
pipe dont il faisait un usage presque continu. Son développement a été rapide, car la tumeur présente déjà le volume d'une noix ; sa surface est
ulcérée, irrégulière, sa base dure et très-nettement circonscrite. Le malade
n'accuse pas de douleur vive, il se plaint seulement d'une cuisson très-
désagréable et de quelques élancements fort rares. Les ganglions sous-maxil-
laires ne sont pas tuméfiés.

Les conditions parurent à M. Maisonneuve très-favorables à l'application
de la ligature, et il y procéda de suite. Pour cela M. Maisonneuve commença
par pédiculiser la tumeur en passant d'abord une aiguille courbe qui circonscrivait sa base transversalement. Deux fortes épingles furent ensuite enfon-
cées d'avant en arrière au-dessous de la tumeur et de la première aiguille,
puis, au moyen de son constricteur de trousse, dont l'anse fut portée au-
dessous de toutes les pointes saillantes, il cerna complétement la tumeur et en
opéra la séparation en moins de deux minutes.

La plaie sèche et complétement exsangue fut pansée avec un plumasseau
de charpie trempée dans la glycérine ; la cicatrisation fut rapide et eut lieu
sans le moindre incident. Elle était complétement terminée le 9 février, jour
où le malade sortit de l'hôpital.

§ 2. *Ligature extemporanée dans les tumeurs des gencives.*

Il n'est pas rare de rencontrer sur les gencives des excroissances dont
la nature présente même d'assez nombreuses variétés.

Très-fréquemment, par exemple, on voit derrière la dent de sagesse,
au moment de son évolution, une sorte d'opercule gingival qui,
s'interposant à l'arcade dentaire pendant la mastication, détermine
parfois d'assez vives douleurs.

Plusieurs fois je me suis servi avec avantage de la ligature extemporanée pour en pratiquer l'extirpation, et voici le procédé dont j'ai fait
usage : 1° Au moyen du bistouri j'ai fait sur les parties latérales de ce
bourrelet deux incisions, l'une en dedans, l'autre en dehors, puis au
moyen du serre-nœud de trousse, dont je disposais l'anse complétement perpendiculaire à l'instrument, je saisissais à sa base l'espèce

de languette gingivale et j'en, opérais la section en faisant mouvoir la vis de l'instrument.

D'autres fois il se manifeste sur les gencives des tumeurs plus sérieuses auxquelles on donne le nom générique d'épulis, et qui sont les unes cancéreuses, d'autres fibro-plastiques, d'autres fongueuses ou cellulo-vasculaires, d'autres même ostéo-fibreuses, ainsi que j'en ai recueilli récemment une observation. Toutes ces tumeurs peuvent assez facilement être extirpées au moyen de la ligature, à la seule condition d'employer pour son exécution les instruments convenables. En effet, . si dans beaucoup d'opérations nous avons pu nous servir indifféremment de toutes espèces de ligatures, telles que ficelle de chanvre, cordonnets de soie, corde à boyau, cordes et chaines métalliques, rien, à notre avis, ne peut dans le cas qui nous occupe remplacer le simple fil de fer d'un millimètre et demi de diamètre adapté au constricteur de trousse. Les raisons de cette préférence sont que nulle autre ligature ne possède au même degré la souplesse qui permet de se mouler sur la base de la tumeur, la rigidité qui lui permet de conserver les formes et la direction qu'on lui a données, la ténacité qui malgré ses proportions exiguës lui conserve une résistance suffisante.

OBSERVATION.

Tumeur ostéo-fibreuse des gencives. — Ligature extemporanée — Guérison.

M. X..., âgé de trente-sept ans, vint le 5 septembre dernier à l'hôpital de la Pitié pour une tumeur qu'il portait à l'intérieur de la bouche, et qui gênait d'une manière notable la phonation ainsi que la préhension et la mastication des aliments.

Cette tumeur, dont le volume était celui d'un gros œuf de pigeon et la forme à peu près globuleuse, était implantée sur la face buccale de la mâchoire inférieure, derrière la dent canine gauche, et semblait naître de l'os lui-même. Sa consistance était dure et paraissait intermédiaire entre celle du cartilage et de l'os; sa base, large de plus de deux centimètres, se confondait avec le tissu gingival. Avec beaucoup d'attention on y constatait une mobilité presque imperceptible.

Le malade désirait vivement être débarrassé de cette tumeur; ne voulant pas cependant entrer à l'hôpital, il pressait M. Maisonneuve de l'opérer séance tenante.

Prenant alors son serre-nœud de trousse, lequel est armé d'un fil de fer d'un millimètre et demi de diamètre, M. Maisonneuve en disposa l'anse de manière à embrasser la tumeur à sa base. Pour cela il fallut pour ainsi dire mouler cette anse sur la tumeur elle-même, ce qui certainement n'aurait pu être obtenu par aucune autre ligature que par le fil métallique. Puis, pendant que les doigts d'aides intelligents tenaient ce fil en place et s'opposaient à ce qu'il glissât sur la tumeur, le chirurgien fit mouvoir doucement la vis de l'instrument. Bientôt le fil constricteur se creusant un sillon à la base de la tumeur, se trouva maintenu solidement; dès lors on put activer la constriction et l'achever sans que l'anse du fil se fût un instant déplacée.

A l'examen de la tumeur, on constata que dans son centre et dans son pédicule elle était composée d'un tissu osseux de nature spongieuse, et qu'autour de ce noyau, comme centre, existait une couche épaisse de tissu fibreux très-dense et très-serré; cette partie fibreuse était bien limitée et semblait avoir été plutôt énucléée que coupée par le fil, mais la partie osseuse était rompue de manière à démontrer qu'elle se continuait avec les fibres osseuses de la mâchoire. Du reste, l'exploration du lieu d'implantation permit de constater sur l'os maxillaire des rugosités osseuses sans aucune trace néanmoins de tuméfaction. La tumeur avait été enlevée au ras même de l'os.

Cette opération fut suivie d'un écoulement de sang peu considérable, et le malade put s'en retourner chez lui sans même qu'il fût besoin de faire aucun pansement.

§ 5. *Ligature extemporanée dans les fistules salivaires du canal de Sténon.*

Parmi les procédés usités pour l'opération de la fistule salivaire, le plus simple et le plus efficace est certainement celui de Deguise, lequel consiste à passer dans l'orifice de la fistule un fil dont les deux extrémités sont conduites à travers les parties molles de la joue, jusque dans l'intérieur de la bouche, en suivant chacune un trajet différent. Il résulte de cette manœuvre que le fil ainsi introduit représente une anse anguleuse dont le sommet est placé dans la fistule et la base constituée par les parties molles comprises entre les deux extrémités du fil qui pendent dans la bouche. Il suffit de rassembler ces deux extrémités dans l'anneau d'un serre-nœud et d'opérer la constriction, pour diviser les tissus compris dans l'anse et obtenir ainsi une large plaie triangulaire dont la base est dans la bouche et le sommet à la fistule. La salive trouvant dès lors une libre issue à l'intérieur, il devient facile d'oblitérer la fistule externe par la suture, la cautérisation ou tout autre moyen.

Pour l'exécution de cette opération, nous nous servons d'un simple fil de fer d'un millimètre et demi de diamètre et du serre-nœud de trousse.

§ 4. *Ligature extemporanée dans l'adhérence des joues aux parties osseuses.*

A la suite des ulcérations produites par le scorbut, par la syphilis, par la nécrose des os maxillaires, etc., on voit assez souvent se produire des cicatrices vicieuses qui gênent les mouvements des mâchoires. Tantôt ces adhérences sont simples, d'autres fois elles coïncident avec l'existence de trajets fistuleux qui viennent s'ouvrir à la face externe des joues.

Dans ces diverses circonstances, la ligature extemporanée nous a rendu de grands services; en nous permettant d'opérer sans effusion de sang la division des brides inodulaires, et surtout en produisant des surfaces traumatiques qui n'ont presque aucune tendance à se réunir.

PREMIÈRE OBSERVATION.

Adhérences de la joue à l'os maxillaire supérieur. — Ligature extemporanée.
— Guérison.

Auguste Régis, âgé de trente-trois ans, terrassier, se présenta à l'hôpital de la Pitié, le 2 juillet 1857, pour y être traité d'une cicatrice vicieuse développée à l'intérieur de la joue gauche, et qui faisant adhérer les parties molles à l'os maxillaire supérieur, rendait la mastication à peu près impossible. Cette cicatrice existait depuis plusieurs années et s'était développée consécutivement à une affection scorbutique. Elle formait une bride épaisse

12

et dure, au-dessus de laquelle les tissus étaient sains, de sorte qu'en opérant la division de cette bride, on avait l'espérance fondée de rétablir les mouvements de la mâchoire. L'opération ayant été acceptée, j'y procédai de la manière suivante.

Le malade étant couché dans son lit, je passai à l'intérieur de la bouche une aiguille courbe dont je fis pénétrer la pointe au-devant de la bride, et que je dirigeai ensuite en haut, puis en arrière et en bas, où je la retirai; j'avais de cette façon circonscrit la bride et laissé dans le trajet de l'aiguille un fil double auquel je substituai un fil de fer d'un millimètre et demi de diamètre. Adaptant ensuite ce fil à mon serre-nœud de trousse, j'opérai la constriction des tissus compris dans l'anse jusqu'à complète division.

J'avais pour but, en procédant ainsi, d'éviter l'écoulement du sang et surtout d'empêcher que les parties divisées ne vinssent à se réunir. Ce but fut complétement atteint. Aucun écoulement de sang n'eut lieu à la suite de l'opération, et les deux surfaces de la plaie n'ayant aucune tendance à s'agglutiner, se cicatrisèrent chacune de leur côté, de sorte que la mâchoire conserva l'entière liberté de ses mouvements.

DEUXIÈME OBSERVATION.

Adhérences de la joue. — Fistule extérieure. — Traitement par la ligature extemporanée. — Guérison.

Serre (Émile), âgé de vingt-sept ans, tailleur, vint à l'hôpital de la Pitié, le 1er octobre 1859, pour y être traité d'une affection assez compliquée de la mâchoire et de la joue.

Cette affection consistait d'abord en une nécrose partielle de l'os maxillaire supérieur droit et de l'os malaire correspondant. Puis, comme conséquence de cette affection première, il était survenu une adhérence intime entre la joue et les parties osseuses, et de plus il s'était établi sur la partie centrale de la joue un ulcère fistuleux, d'où suintait une suppuration abondante, et par lequel un stylet pouvait pénétrer jusqu'aux parties nécrosées.

Dans ces conditions, mon premier soin fut d'instituer un traitement général, ayant pour base l'huile de foie de morue et les préparations iodurées. Puis, pour guérir d'un seul coup la fistule et l'adhérence de la joue, je me décidai à diviser, au moyen de la ligature extemporanée, le tissu cicatriciel qui faisait adhérer la joue à l'os maxillaire supérieur. Prenant donc une forte aiguille courbe, je l'enfonçai à l'intérieur de la bouche, au-dessus de la partie adhérente, que je contournai d'avant en arrière; en retirant l'aiguille, j'entraînai à sa suite un fil double très-fort, qui lui-même me servit à passer un fil de fer d'un millimètre et demi de diamètre. Adaptant alors ce dernier fil à mon serre-nœud de trousse, j'opérai la division des tissus embrassés dans l'anse de la ligature. Aussitôt cette division opérée, je pus introduire mon doigt dans la plaie béante, et reconnaître d'une part que le sinus maxillaire était largement ouvert dans sa partie latérale, d'autre part, que le trajet fistuleux communiquant avec la joue était complétement divisé. Chaque jour je tamponnai la plaie intérieure avec de la charpie, afin d'éviter une nouvelle adhérence, ce qui suffit pour amener en moins de trois semaines la cicatrisation de la fistule extérieure.

§ 5. *Ligature extemporanée dans les tumeurs des joues.*

Tout récemment nous avons eu l'occasion d'appliquer avec succès la ligature extemporanée à l'extirpation de tumeurs assez rares de cette région.

Dans le premier cas il s'agissait d'une tumeur épithéliale, en forme de champignon, développée sur la partie centrale de la face interne de la joue gauche; dans le second, de deux prolongements fibreux appartenant à un polype naso-pharyngien, et qui étaient venus se loger, l'un dans l'épaisseur même de la joue, l'autre dans la fosse temporale (1); dans le troisième, d'une tumeur érectile.

PREMIÈRE OBSERVATION.

Cancroïde de la joue. — Ligature extemporanée. — Guérison.

M. A..., âgé de soixante-deux ans, ordonnateur des pompes funèbres, à Gentilly, vint, dans le courant du mois de septembre 1859, me consulter pour une ulcération de mauvais aspect qu'il portait à la face interne de la joue gauche. Cette tumeur, dont la base avait environ deux centimètres de

---

(1) Voir la deuxième observation de l'article *Polype naso-pharyngien.*

diamètre, était aplatie, ulcérée à sa surface, et avait toutes les apparences d'un ulcère cancroïde. Elle se prolongeait profondément dans l'épaisseur de la joue, sans cependant avoir d'adhérences à la peau.

Dans ces conditions je pensai que la ligature serait d'un emploi plus avantageux que le bistouri, tant sous le rapport de la facilité d'exécution que sous celui des accidents consécutifs. Le malade étant assis en face d'une croisée, je fis exercer sur la joue une pression par les doigts d'un aide, afin de faire saillir la tumeur à l'intérieur de la bouche. Je passai ensuite au-dessous de la base de la tumeur deux aiguilles courbes qui se croisaient à angle droit dans leur trajet. Ces aiguilles pénétraient jusqu'auprès de la peau. Prenant alors mon serre-nœud de trousse, j'embrassai dans l'anse du fil de fer la tumeur et les deux aiguilles qui servaient à la pédiculiser. Puis, faisant mouvoir la vis, j'opérai la constriction jusqu'à division complète des tissus.

Après cette opération, qui ne dura guère que quatre minutes et ne fut suivie d'aucun écoulement de sang, j'introduisis dans la plaie une boulette de charpie que le malade garda seulement quelques heures. Le lendemain on renouvela le même pansement, et le malade sortit de l'hôpital pour aller terminer chez lui sa guérison. Je l'engageai à venir deux fois par semaine à la consultation. Là, j'ai pu constater les progrès de la cicatrisation, laquelle a eu lieu sans le moindre accident et se trouva entièrement terminée le 15 octobre.

DEUXIÈME OBSERVATION.

Tumeur érectile de la joue. — Ligature extemporanée. — Guérison.

Le 25 octobre, je fus mandé chez M. J..., fabricant, dans la banlieue de Paris, pour voir une jeune enfant de dix mois qui portait sur la partie moyenne de la joue gauche une tumeur érectile. Au moment de la naissance on n'avait aperçu qu'une simple petite tache rouge, mais bientôt cette tache prit de l'accroissement et le médecin conseilla de vacciner l'enfant sur cette partie. Plusieurs piqûres furent pratiquées en effet, mais une seule de ces piqûres vaccinales donna le bouton spécifique, ce qui fut insuffisant pour arrêter le développement de la tumeur. Au moment où je fus appelé, celle-ci avait deux centimètres de diamètre en tous sens, son relief était d'environ 8 millimètres; elle était d'un rouge vif et se gonflait peu lorsque l'enfant criait. Les parents désirant une opération prompte et radicale, je proposai la ligature extemporanée qui fut acceptée. Je passai d'abord sous la tumeur six aiguilles, trois dans un sens, trois dans l'autre, afin de former un pédicule ; puis je glissai sous ces aiguilles l'anse en fil de fer de mon serre-nœud de trousse. Faisant ensuite tourner la vis, j'opérai la constriction et la séparation complète de la tumeur. Il en résulta une plaie sèche sur laquelle je me contentai d'appliquer un petit morceau d'amadou.

Pendant huit jours la plaie conserva un aspect grisâtre, puis elle se détergea et marcha rapidement vers la cicatrisation. Celle-ci fut complète vers la fin de novembre, c'est-à-dire au bout de cinq semaines environ, et laissa une trace à peine aussi apparente qu'un grain de petite vérole.

§ 6. *Ligature extemporanée dans l'excision de la luette.*

Bien que l'excision de la luette au moyen de l'instrument tranchant soit une opération assez simple, elle ne laisse pas, dans certains cas, de présenter quelques difficultés.

C'est ainsi qu'au moment où la pince à griffes saisit l'extrémité de l'organe pour le fixer, le malade est pris parfois de mouvements spasmodiques qui empêchent le chirurgien de terminer l'opération. D'autres fois, lorsque après avoir fixé la luette on veut la diviser d'un coup de ciseaux, l'organe fuyant devant l'instrument ne se laisse couper qu'incomplétement ; alors l'écoulement de sang venant s'ajouter à la douleur, provoque des hauts de cœur, des mouvements de suffocation, qui forcent le chirurgien à s'arrêter.

Ce sont probablement ces difficultés qui ont engagé un assez grand nombre de chirurgiens à proposer pour cette opération des instruments spéciaux qui ont le grave inconvénient de n'être pas indispensables et de surcharger l'arsenal chirurgical, sans pouvoir servir à d'autres opérations.

La ligature extemporanée pratiquée au moyen du petit constricteur de trousse nous a paru suppléer avantageusement à tous ces procédés, et comme l'instrument nécessaire à son exécution est déjà ou ne tardera certainement pas à devenir un instrument aussi indispensable et aussi usuel que le bistouri, nous pensons qu'elle remplacera désormais l'excision par l'instrument tranchant.

Procédé opératoire. — Le malade étant assis en face d'une fenêtre bien éclairée, la tête soutenue par un aide, et la bouche largement ouverte, le chirurgien introduit son serre-nœud de trousse, dont le fil de fer a été disposé en anse de dimension tout juste nécessaire pour que la luette puisse s'y engager. Portant alors cette anse sous la luette, il y engage cet organe, et aussitôt il fait mouvoir la vis aussi rapidement que possible. Comme la luette n'a pas eu besoin d'être fixée préalablement, le malade ne commence à éprouver de sensation pénible qu'au moment où l'opération est presque terminée, et dans aucun cas il ne peut se soustraire à son entier achèvement. Joignons à cela qu'il ne survient aucun écoulement de sang, et l'on comprendra combien cette opération est supérieure à l'excision simple.

Plusieurs fois, tant à l'hôpital que dans notre pratique civile, nous l'avons pratiquée et nous n'avons jamais eu qu'à nous en applaudir.

§ 7. *Ligature extemporanée dans l'extirpation des amygdales.*

L'amygdalotome de Fauestock, surtout depuis les perfectionnements qui y ont été apportés par M. Velpeau, en y ajoutant une fourche à bascule, et par moi-même en rendant sa manœuvre possible d'une seule main, l'amygdalotome, dis-je, est un instrument si commode et d'une manœuvre si simple et si rapide, que la ligature, malgré ses instruments perfectionnés, ne peut certainement rivaliser avec lui. Cependant il est quelques cas exceptionnels où la propriété spéciale qu'a la ligature d'éviter l'écoulement du sang, peut la faire préférer malgré l'infériorité qu'elle présente sous le rapport de la promptitude et de la facilité d'exécution. Tels sont, par exemple, les cas où le malade est épuisé déjà par une longue maladie, tels sont surtout ceux où le malade est atteint d'hémophilie, c'est-à-dire de cette disposition singulière qui rend les moindres hémorrhagies presque interminables.

Dans ces cas, nous nous servons plus volontiers du constricteur-moyen, non qu'il faille une puissance considérable, mais parce qu'ayant plus de longueur que le serre-nœud de trousse, il est plus facile à manœuvrer au fond de la bouche.

Manuel opératoire. — Le chirurgien ayant donc disposé son constricteur armé de la corde métallique de manière que celle-ci forme une anse circulaire d'un diamètre convenable, introduit l'instrument, embrasse l'amygdale dans son anse, en appuyant un peu l'instrument vers la base de la tumeur, puis faisant rapidement mouvoir le volant de la vis, il achève la constriction. Cette opération est certainement plus longue que l'excision par l'amygdalotome, cependant elle ne dure guère plus d'une demi-minute, et d'une autre part elle a le grand avantage de ne provoquer aucune hémorrhagie.

PREMIÈRE OBSERVATION.

Hypertrophie considérable des amygdales. — Extirpation par la ligature
extemporanée. — Guérison.

Cochet (Léontine), âgée de quinze ans, blanchisseuse, fut admise à l'hôpital de la Pitié, le 8 octobre 1856, pour une hypertrophie considérable des amygdales. Ces glandes, qui se touchaient par leur face interne, apportaient à la respiration et surtout à la phonation une gêne considérable; d'une autre part, cette jeune fille, non encore nubile, était chlorotique à un haut degré. M. Maisonneuve, pensant qu'il y aurait tout avantage à éviter la moindre hémorrhagie, résolut de pratiquer l'opération au moyen de la ligature. La malade étant donc disposée comme pour l'amygdalotomie ordinaire, M. Maisonneuve introduisit son constricteur moyen, armé de sa corde métallique, puis saisissant l'amygdale gauche dans l'anse de cette corde, il fit rapidement mouvoir le volant de la vis, de manière à enlever l'amygdale en moins d'une demi-minute. Comme il ne s'écoulait pas de sang, M. Maisonneuve recommença la même manœuvre de l'autre côté. La malade fut gardée à l'hôpital jusqu'au 20 octobre, sans que rien de particulier se soit manifesté du côté de la gorge.

DEUXIÈME OBSERVATION.

Merey (Louis), âgé de trente-six ans, journalier, vint à l'hôpital, le 23 mai 1859, atteint d'une amygdalite chronique double. Le 24, à la visite, M. Maisonneuve, qui venait de faire plusieurs opérations au moyen de la ligature extemporanée, voulut montrer aux élèves l'application de cette méthode à l'ablation des amygdales; il prit en conséquence son serre-nœud de trousse, armé d'un simple fil de fer, puis saisissant dans l'anse de ce fil l'amygdale gauche, il en fit rapidement la section, sans qu'il s'écoulât presque de sang, et sans que le malade accusât une vive douleur. Il fit immédiatement la même manœuvre de l'autre côté, de sorte qu'en moins de deux minutes le malade se trouva débarrassé. Il ne survint aucun accident.

CHAPITRE SIXIÈME.

DE LA LIGATURE EXTEMPORANÉE DANS LES AFFECTIONS DE LA LANGUE.

Les difficultés graves que l'hémorrhagie apporte dans l'exécution des manœuvres opératoires pratiquées sur la langue avec l'instrument tranchant, le danger qui peut même en résulter pour la vie du malade, quand les moyens hémostatiques ne sont pas appliqués avec toute l'habileté convenable, ont depuis longtemps engagé les chirurgiens à se servir de la ligature pour enlever les tumeurs de cet organe.

Suivant les circonstances diverses de la maladie, cette opération présente de nombreuses variétés. Quelquefois simple et facile quand la tumeur est pédiculée ou superficielle, elle peut constituer une des opérations les plus graves de la chirurgie quand elle a pour objet l'extirpation de la totalité ou de la presque totalité de la langue.

§ 1. *Ligature extemporanée dans l'extirpation des tumeurs pédiculées ou pédiculables de la langue.*

Dans cette catégorie nous ne comprenons pas seulement celles qui font saillie à la surface de la langue, mais encore celles qui, développées dans la partie libre de cet organe, peuvent être cernées facilement par l'anse de la ligature, et même celles qui, par leur position, se prêtent sans trop de difficulté à la formation d'un pédicule artificiel.

L'opération dans ce cas est toujours d'une grande simplicité. Le malade étant assis en face d'une fenêtre, la tête maintenue par un aide, et la bouche largement ouverte, le chirurgien saisit avec une érigne la partie malade afin de la fixer, puis glissant autour de la tumeur l'anse en fil de fer de son serre-nœud de trousse, il en opère la constriction.

Si la tumeur est peu volumineuse, la constriction ne demande presque aucune précaution. Mais si les tissus embrassés sont épais et

13

vasculaires, s'il s'agit, par exemple, de toute la portion libre de la
langue, le chirurgien devra conduire l'opération avec lenteur pour
éviter l'effusion du sang.

OBSERVATION.

*Tumeur cancroïde occupant toute la pointe de la langue. — Ligature
extemporanée. — Guérison.*

M. X... vint, le 12 juillet 1859, me consulter pour une dégénérescence
cancroïde de la pointe de la langue. D'après les renseignements fournis par
le malade, cette affection, qui remontait à plusieurs années, avait débuté par
une espèce de verrue semblable à celles que l'on observe sur les mains.
Après être restée longtemps stationnaire, cette verrue, grosse à peine comme
une lentille, avait tout à coup pris un accroissement rapide, et depuis trois
mois en était arrivée à envahir toute la pointe de la langue, mesurant dans le
sens transversal près de deux centimètres, et pénétrant dans la partie charnue
de l'organe à plus d'un centimètre. La surface de cette tumeur était ru-
gueuse, chagrinée, mais sans aucune ulcération.

Dans ces conditions, il me parut convenable de proposer l'extirpation par
la ligature extemporanée. Cet avis étant agréé du malade, je procédai à
l'opération de la manière suivante : le malade étant assis en face d'une
croisée, je saisis la tumeur avec une pince-érigne, glissant ensuite par-dessus
cette pince mon serre-nœud de trousse, armé d'un simple fil de fer, je cernai
la partie malade, puis je terminai l'opération en faisant mouvoir la vis jusqu'à division complète des tissus.

Aucun écoulement de sang ne suivit cette petite opération, et le malade
put retourner immédiatement chez lui. Les jours suivants il vint me rendre
compte de l'état des choses ; il ne survint aucun accident, et le quinzième
jour la cicatrisation était complète.

§ 2. *Ligature extemporanée dans l'extirpation d'une partie plus ou moins considérable du corps de la langue.*

C'est principalement pour l'extirpation du corps de la langue que
les chirurgiens ont exercé leur génie opératoire. Il en est résulté de
nombreux procédés, que l'on peut cependant réduire à deux groupes,

suivant qu'on les exécute par l'ouverture de la bouche ou par-dessous le menton.

Mais chacun de ces groupes se subdivise lui-même, suivant que la ligature est employée seule, ainsi que le faisaient Récamier (1), Blandin (2), Mirault d'Angers (3), Arnolt (4), Fine de Genève (5), ou bien combinée avec l'incision, ainsi que le préféraient Lisfranc (6), Cloquet (7), Mayor de Lausanne (8).

I. *Ligature de la langue par l'intérieur de la bouche.*

A. *Ligature à anses latérales. (Procédé de Récamier.)*

Ce procédé consiste à cerner la partie dont on veut faire l'extirpation au moyen d'une série d'anses dont le nombre et l'étendue varient suivant les conditions de la maladie. Pour l'exécution de ce procédé, les liens les plus commodes sont les cordonnets de chanvre ou de soie, qui par leur extrême souplesse se prêtent admirablement à toutes les exigences d'une manœuvre assez compliquée.

1° Le malade étant assis en face d'une croisée, la bouche largement ouverte, le chirurgien saisit l'extrémité de la langue soit avec une érigne, soit au moyen d'un fil fort passé dans son épaisseur, afin de la fixer au moment du passage des ligatures.

2° Prenant ensuite sa longue aiguille de Belloc, il en enfonce la pointe sous la langue, au niveau de la ligne médiane, puis lui faisant

---

(1) Concours pour la chaire de clinique chirurgicale. Paris, 1848. *Thèse sur les tumeurs de la langue*, p. 157.

(2) *Idem*, p. 159.

(3) *Observation de cancer de la langue traité par la ligature d'une des artères linguales et par la ligature en masse de la langue en 1833. Guérison.* (GAZ. MÉD., t. II.)

(4) *Tumeur cancéreuse de la langue occupant la moitié de cet organe. Guérison au moyen de la ligature*, par James Arnolt. (ARCH., 1840, mai, 103.)

(5) *Observation d'une langue de grosseur démesurée guérie par la ligature*, par Pierre Fine de Genève, en 1813. (JOURNAL DE SÉDILLOT, t. XLIX, p. 224.)

(6) Lisfranc, *Cancer de la moitié droite de la langue. Ligature et incision combinées.* (REVUE MÉDICALE, 1827, t. II, p. 69.)

(7) Cloquet, *Cancer de la langue. Ligature et incision.* (ARCH., t. XIV, p. 544.)

(8) Mayor do Lausanne, *Observation d'un vaste cancer de la langue opéré et guéri par la ligature en masse.* (GAZ. MÉD., t. III.)

parcourir d'avant en arrière un arc de cercle à concavité supérieure, pendant que ses deux doigts index et médius de la main gauche sont portés profondément jusque près de l'épiglotte, il fait sortir la pointe de l'instrument à la face supérieure de la langue, derrière les limites de la tumeur.

3° Pendant que le chirurgien maintient l'aiguille en place, un aide pousse le ressort flexible qui se recourbe d'arrière en avant et vient sortir par la bouche, où le chas qu'il porte à son extrémité est aussitôt armé d'un fil fort.

4° Le chirurgien retire alors l'aiguille et entraîne en même temps le ressort flexible et le fil qui y est attaché, de sorte que ce dernier se trouve en place.

5° Le chef postérieur du fil est ensuite attaché au milieu d'une forte ficelle longue de 2 mètres, de sorte qu'en tirant sur le chef antérieur du fil on entraîne à sa suite cette ficelle pliée en double.

Il en résulte que la langue se trouve cernée à sa base par deux fortes ligatures, qui embrassent chacune une de ses moitiés latérales.

6° On réunit alors les chefs de chacune des ligatures que l'on adapte au constricteur n° 2. On introduit ensuite l'instrument au fond de la bouche, en ayant soin d'appuyer fortement son anneau dans le sillon maxillo-lingual afin d'embrasser plus profondément les tissus malades, puis faisant mouvoir la vis on opère la constriction. Comme il y a deux ligatures, on peut ou bien les serrer l'une après l'autre, ou bien les serrer simultanément avec deux constricteurs.

Quand au lieu d'envahir toute la largeur de la langue la tumeur n'en occupe qu'une moitié latérale, l'opération ne diffère pas sensiblement de celle que nous venons de décrire; seulement, au lieu de diriger les deux anses dans les sillons latéraux de la bouche, on en ramène une sur le dos de la langue de manière à diviser cet organe sur la ligne médiane pendant que l'autre cerne la tumeur à sa base.

On peut varier ce dernier procédé de plusieurs manières, suivant les principes de la ligature en arcades. Toute la question est de cerner convenablement la partie malade, car la constriction s'opère toujours de la même manière.

Pansement. — Après l'ablation d'une portion un peu considérable de la langue, il est toujours utile d'appliquer un léger tamponnement sur la plaie soit avec de la charpie, soit avec du coton cardé; cette précaution a pour avantage d'absorber le suintement séro-sanguinolent de la plaie et de prévenir l'hémorrhagie, contre laquelle, malgré la puissance hémostatique de la ligature extemporanée, le chirurgien ne saurait trop se mettre en garde.

B. *Ligature à anses transversales.*

Dans plusieurs cas où j'ai eu l'occasion de pratiquer l'extirpation totale ou presque totale de la langue au moyen de la ligature extemporanée, je me suis servi d'un procédé très-simple qui me paraît convenir au plus grand nombre des circonstances.

Description du procédé. Le malade étant assis sur une chaise, la tête maintenue par un aide et la bouche largement ouverte, le chirurgien saisit la pointe de la langue avec une pince de Museux qu'il confie à un aide. Portant ensuite au fond de la bouche une aiguille de Deschamps armée d'un fil fort, il introduit la pointe de cette aiguille au-dessous de l'un des bords de la langue, derrière la limite du mal; puis, lui faisant parcourir transversalement une courbe à concavité supérieure et plus ou moins profondément, suivant l'étendue présumée de la dégénérescence, il la fait sortir de l'autre côté sous le bord opposé de l'organe. Aussitôt le chirurgien saisit avec une pince le fil dont l'aiguille était armée, il en tire à lui une certaine longueur, puis ramenant l'aiguille par où elle était entrée, il la dégage de son fil et l'extrait de la bouche.

Un fil fort se trouve donc ainsi porté transversalement à travers l'épaisseur de la langue et derrière la limite du mal. Ce fil sert à passer une forte ficelle pliée en deux, laquelle donne ainsi deux puissantes ligatures.

Les deux chefs de l'une de ces ligatures sont ramenés en avant, et le constricteur auquel on les adapte est lui-même porté sous la langue, de manière à cerner en dessous toutes les parties malades. Les deux chefs de l'autre ligature, au contraire, sont portés sur la face dorsale de l'organe, et l'anneau du constricteur dans lequel on les a engagés est conduit jusque dans l'arrière-gorge afin d'opérer la section des tissus derrière la limite du mal. Deux des malades que j'ai soumis à cette grave opération n'ont éprouvé aucun accident sérieux, ce sont : 1° le nommé Leloup (René), âgé de soixante et un ans, opéré le 22 mai 1858, et sorti le 27 janvier 1859; 2° le nommé Sterne (Jean), cinquante-trois ans, cordonnier, opéré le 24 mai 1858, sorti le 2 janvier 1859. Un troisième, au contraire, le nommé Passoir, âgé de soixante-huit ans, a succombé à des accidents d'infection putride le dixième jour de l'opération.

C. *Ligature combinée avec l'incision.* (*Procédé de Lisfranc.*) (1)

Lisfranc ayant affaire à une tumeur qui occupait l'un des côtés de la langue et se prolongeait près de sa racine, eut l'idée de l'isoler latéralement des parties saines avec le bistouri et d'embrasser la base dans une ligature.

Le malade étant assis sur une chaise, la tête un peu penchée en avant et bien assujettie, un bistouri droit fut porté sur la partie inférieure de la langue, au lieu où elle cesse d'être adhérente aux parties sous-jacentes. L'instrument traversa l'organe de bas en haut et d'avant en arrière, de manière que la pointe alla sortir vers l'épiglotte, où se terminait la maladie. On fit une section d'arrière en avant, pour séparer la portion affectée des tissus que l'on voulait ménager. Cette partie de l'opération exécutée, on introduisit la tumeur cancéreuse dans l'anse de la ligature qui devait étreindre sa base, on saisit ensuite le cancer avec une pince de Museux, et on exerça des tractions d'avant en arrière pour faciliter la manœuvre; enfin, l'opérateur portant ses doigts jusque derrière le point où se terminait la maladie, exerça la constriction à l'aide du treuil de Mayor.

---

(1) *Revue médicale*, 1827, t. II, p. 69.

II. *Ligature de la langue par la région sous-mentale.*

A. *Ligature sous-mentale sans incision de la langue.* (*Procédé d'Arnolt.*) (1)

Le 6 juin 1838, M. Arnolt, chirurgien de l'hôpital de Middlesex, ayant affaire à une tumeur qui occupait tout le côté droit de la langue depuis sa base jusqu'à 5 centimètres de sa pointe, exécuta l'opération de la manière suivante :

La malade étant assise, la tête légèrement renversée, on fit sous le menton et sur la ligne médiane une incision d'un pouce et demi de longueur, et l'on pratiqua avec le manche du bistouri un passage pour le doigt de l'opérateur entre les deux muscles génio-hyoïdiens. On passa ensuite un ténaculum à travers la pointe de la langue, qui fut tirée en dehors et maintenue dans cette position pendant la durée de l'opération. Une forte aiguille fixée dans un manche fut passée par la plaie du cou à travers la base de la langue, dans l'intérieur du pharynx, un peu à gauche de la ligne médiane. Cette aiguille portait une ligature double, qui fut ramenée en dehors au moyen d'un crochet mousse, et l'aiguille fut ensuite retirée. L'une de ces ligatures fut ramenée en avant jusqu'au niveau de la limite antérieure de la tumeur; puis, à l'aide d'une aiguille courbe, portée de haut en bas à travers la partie libre de la langue. Le bout de l'autre ligature fut alors passé dans le chas de la même aiguille, et celle-ci chargée des deux ligatures fut portée dans le sillon maxillo-lingual, immédiatement derrière la dernière dent molaire du côté droit, où elle fut enfoncée d'abord directement en bas, puis ramenée en dedans pour sortir par l'incision du cou. Les quatre bouts des deux ligatures pendaient ainsi hors de la plaie; une des anses se trouvait alors disposée de manière à entourer la moitié droite de la langue, au delà de la tumeur, tandis que l'autre était placée horizontalement à la face dorsale. Une troisième ligature fut ensuite passée à travers la partie antérieure de la

---

(1) *Arch.*, 1840, mai, 103.

langue, dans le même trou que la seconde, et ses deux chefs ramenés en dehors pour compléter l'isolement de la partie malade. A chacune de ses anses fut ensuite adapté un serre-nœud pour terminer l'opération.

B. *Ligature sous-mentale combinée avec l'incision antéro-postérieure.*
(*Procédé de M. Cloquet.*)

Dans un cas où la tumeur occupait une des moitiés latérales de la langue et s'étendait presque jusqu'à l'épiglotte, M. Cloquet imagina, en 1827 (1), de pénétrer par la région sus-hyoïdienne pour passer à travers la base de la langue une double ligature, dont l'une servit à circonscrire la tumeur en arrière, et l'autre à compléter sur la ligne médiane et en avant l'isolement de la tumeur, préalablement fait en grande partie avec le bistouri.

Le malade étant assis et ayant la tête légèrement renversée en arrière, une plaie d'un pouce d'étendue environ, et parallèle à l'axe du corps, fut d'abord pratiquée sous le menton, immédiatement au-dessus de l'os hyoïde, puis une double ligature en ruban fut conduite par cette ouverture dans la bouche, en traversant la base de la langue au moyen d'une aiguille courbe à manche, dont le chas était près de la pointe. Alors M. Cloquet divisa la langue en deux parties égales, d'avant en arrière, et après avoir placé l'un des fils entre la base de ces deux lambeaux, il le renversa en dehors et en arrière du côté malade, où le même instrument, dirigé cette fois plus en dehors, vint la saisir ainsi que l'autre ligature pour les ramener à l'extérieur par l'ouverture sus-hyoïdienne; enfin, les chefs accouplés de chacune de ces ligatures furent introduits dans autant de serre-nœuds pour terminer l'opération.

---

(1) *Arch. gén. de méd.*, t. XIV, p. 511.

CHAPITRE SEPTIÈME.

DE LA LIGATURE EXTEMPORANÉE DANS L'AMPUTATION DES MEMBRES (1).

Quand on consulte les statistiques recueillies dans les grands hôpitaux, ou bien dans la pratique des plus illustres chirurgiens, on arrive à cette triste conviction que l'amputation des membres, cette ressource dernière de l'art dans un grand nombre de maladies, est elle-même entourée des dangers les plus redoutables, et que parmi les nombreux malades qui meurent à la suite de ces opérations, les quatre cinquièmes au moins succombent à des accidents inhérents à l'opération elle-même.

Parmi ces accidents, le plus fréquent et le plus constamment funeste est sans contredit la fièvre putride des amputés, connue sous le nom d'*infection purulente,* depuis que M. Velpeau, dans une série de travaux remarquables publiés en 1825, 1826 et 1827, en a révélé la véritable nature, et depuis que les recherches de Dance et de Mareschal en ont démontré le mécanisme d'une manière rigoureuse.

Grâce à ces observateurs habiles, il est maintenant admis dans la science que l'unique cause de cet accident terrible consiste dans l'intoxication produite par le pus, lequel, sécrété à l'intérieur des veines, pénètre directement dans le torrent circulatoire. Aussi les mots *phlébite* et *infection purulente* sont-ils presque indifféremment employés dans le langage chirurgical pour désigner cette redoutable affection.

C'était certainement une découverte capitale que d'avoir ainsi déterminé d'une manière précise la nature et le mécanisme de cet accident; mais plusieurs inconnues restaient encore à dégager pour arriver à la solution du problème thérapeutique.

La première de ces inconnues était relative aux circonstances pré-

(1) Ce chapitre a été lu à l'Académie des Sciences le 26 avril 1858, sous le nom de *Mémoire sur une nouvelle méthode d'amputation, dite méthode diaclastique ou par rupture.*

14

cises dans lesquelles se développe plus spécialement l'inflammation suppurative des veines. C'est à la résoudre que je me suis d'abord attaché. Or, dans ces recherches, un fait surtout frappa vivement mon attention, c'est que des divers groupes de solutions de continuité dont nos tissus peuvent être atteints, c'est celui des plaies par instruments tranchants qui jouit au plus haut degré du triste privilége de donner naissance à la phlébite, tandis que les solutions de continuité produites par arrachement, par cautérisation, par ligature, de même aussi que les plaies sous-cutanées, en sont presque entièrement à l'abri. Aussi voyons-nous que, par une sorte d'accord tacite, les chirurgiens ont généralement renoncé au bistouri dans les opérations que l'on pratique sur les veines pour revenir aux caustiques et à la ligature.

D'une autre part, quand on jette un regard rétrospectif sur la pratique des grands opérateurs, on est frappé de ce fait si longtemps considéré comme paradoxal, que les chirurgiens réputés les plus habiles à manier le bistouri étaient en même temps les plus malheureux dans les résultats de leurs opérations. C'est qu'en effet ces opérateurs habiles aimaient à se servir en toute occasion de l'instrument tranchant, tandis que d'autres opérateurs, moins dextres peut-être et moins brillants, avaient plus volontiers recours à la ligature, aux caustiques, ou bien aux instruments qui, comme les ciseaux, contondent les tissus en les divisant.

Depuis longtemps ce fait m'avait vivement impressionné, et bien que la lumière ne fût point encore complétement faite à cet égard dans mon esprit, l'expérience m'avait peu à peu conduit à ce point, que, dans les opérations autres que les amputations des membres, je ne faisais pour ainsi dire plus usage du bistouri que pour couper la peau. Presque toujours, en effet, mes doigts me suffisent pour énucléer une tumeur, déchirer ses liens vasculaires ou nerveux, rompre même dans certains cas les fibres musculaires ou ligamenteuses, ou bien quand des tissus fibreux et tenaces opposent une trop vive résistance, j'en opère la section avec les ciseaux.

Le but que je me proposais en substituant ainsi l'arrachement à la dissection n'était autre d'abord que de rendre l'opération plus facile et plus sûre, d'une part en prévenant l'hémorrhagie des petits vaisseaux, d'autre part en permettant d'agir au voisinage des gros troncs vasculaires ou nerveux sans s'exposer à les blesser. C'est ainsi que j'ai pu, dans maintes circonstances, mener à bonne fin des opérations en apparence inexécutables, telles qu'extirpation de tumeurs profondes du cou, de l'aisselle, du pharynx, et que certaines autres réputées des plus difficiles ou des plus dangereuses ont pu être terminées heureusement avec une promptitude et une facilité singulières.

Mais bientôt je m'aperçus que cette méthode d'arrachement substituée au bistouri n'avait pas seulement pour avantage de rendre le manuel opératoire plus facile et plus sûr, je constatai encore, non sans quelque étonnement, qu'elle mettait à l'abri de la plupart des accidents traumatiques, et surtout de l'infection purulente.

C'est alors que comparant les résultats exceptionnellement heureux de certaines opérations presque téméraires, mais que j'avais exécutées par arrachement, avec ceux des amputations ordinaires des membres, dans lesquelles, suivant les procédés classiques, je continuais à me servir de l'instrument tranchant, je restai convaincu que la cause principale de l'infection purulente devait résider dans la méthode opératoire elle-même.

Examinant donc comparativement l'état anatomique d'une plaie par instrument tranchant avec celui d'une plaie par ligature, arrachement ou cautérisation, je ne tardai pas à comprendre combien la première était plus favorablement disposée que les autres au développement de l'inflammation suppurative des veines.

En effet, soit une plaie résultant de l'amputation d'un membre : à sa surface se voient d'abord les cellules ouvertes du tissu cellulaire, l'extrémité des fibres musculaires albuginées, nerveuses, etc., puis les orifices béants des vaisseaux artériels et veineux. Ces derniers, dont la puissance rétractile est peu prononcée, ne se ferment guère que par l'affaissement des lèvres molles qui les constituent, quelquefois même ils restent entr'ouverts sans autre défense qu'un petit caillot sanguin qui les tient écartés sans y adhérer d'une manière intime.

Quand, plus tard, la surface traumatique est envahie par le travail de suppuration, on comprend combien il faut peu de chose pour que les orifices veineux, si imparfaitement défendus, laissent pénétrer à leur intérieur l'inflammation suppurative. Aussi, quand on réfléchit, si quelque chose étonne, ce n'est pas que l'accident terrible de l'infection purulente soit aussi fréquent, mais bien plutôt qu'il ne soit pas presque constant à la suite des grandes amputations.

Au contraire, dans les surfaces traumatiques produites par ligature, arrachement ou cautérisation, tous les tubes vasculaires sont oblitérés d'une manière plus ou moins solide avant que le travail de suppuration soit établi, de sorte que celui-ci ne peut que très-difficilement se propager à leur intérieur.

De ces considérations découlait naturellement la conséquence que si, dans l'amputation des membres, on pouvait substituer à l'instrument tranchant quelqu'un des autres moyens de division, tels que l'arrachement, la ligature ou la cautérisation, on soustrairait presque certainement les amputés au redoutable danger de l'infection purulente.

Dès ce moment, je résolus de poursuivre avec énergie la solution de ce problème. Mais un obstacle des plus graves se présentait tout d'abord : si les parties molles pouvaient à la rigueur être divisées par la ligature, l'arrachement ou la cautérisation, il n'en était plus de même des os, dont le tissu solide et résistant semblait défier tous les agents de division autres que la scie. Or comment combiner l'emploi de cet instrument avec celui de la cautérisation ou de la ligature? Cette difficulté me semblait à peu près insoluble, lorsque l'idée me vint de recourir à la rupture de l'os. Au premier abord, ce moyen, complétement en dehors des habitudes chirurgicales, soulève une certaine répulsion; mais, en y réfléchissant avec calme, on ne tarde pas à se convaincre qu'exécutée avec les précautions voulues, la rupture, qui n'entraîne aucune effusion de sang, est, somme toute, moins effrayante et moins barbare que la section ordinaire avec la scie, qui s'opère au milieu des chairs palpitantes, et dans laquelle le sang inonde l'opérateur.

Quoi qu'il en soit, l'idée me parut féconde, et je me déterminai à en poursuivre la réalisation.

Pour que la rupture de l'os pût devenir une opération pratique, il fallait pouvoir l'exécuter facilement, sans esquilles, sans contusion violente des parties molles, dans le lieu précis que l'on désirait; il fallait qu'on pût l'appliquer aussi bien aux membres à deux os qu'à ceux à un seul; enfin il était important que l'instrument destiné à cette opération fût peu volumineux, portatif et d'un maniement facile.

Une fois la question de rupture de l'os résolue d'une manière pratique, il me restait à choisir, pour exécuter la division des parties molles, entre la méthode de la cautérisation et celle de la ligature. Pour le présent, j'ai cru devoir choisir cette dernière comme plus expéditive et plus facile à expérimenter. En conséquence, je fis construire, sur le modèle du serre-nœud de Græfe, un instrument constricteur qui, sous un faible volume, a la puissance d'opérer facilement et en quelques minutes la division complète du membre le plus volumineux.

Avant d'appliquer à l'homme vivant ce nouveau système d'amputation, il va sans dire que j'ai dû, par de nombreuses expériences sur le cadavre et sur les animaux, approfondir avec soin les plus petits détails du manuel opératoire.

Je saisirai cette occasion pour exprimer à M. Flourens et à M. Serres toute ma reconnaissance pour la bienveillance extrême avec laquelle ces illustres savants ont daigné mettre à ma disposition et leur propre laboratoire et les ressources des établissements soumis à leur administration.

Enfin, tous mes essais étant terminés, je me décidai à faire sur l'homme malade l'application de la nouvelle méthode.

Cette première application eut lieu le 1ᵉʳ mai 1857, chez un jeune homme de vingt ans, auquel je pratiquai l'amputation de la jambe pour une tumeur blanche du pied. Seulement, après avoir opéré la rupture des os, je crus devoir encore, dans ce premier essai, pratiquer la division des chairs avec l'instrument tranchant, pour ne pas trop m'éloigner tout d'un coup des procédés reçus. Ce premier malade guérit parfaitement de son opération; il est encore dans nos salles, où le retiennent des ulcérations scrofuleuses interminables.

Quelques mois plus tard, le 15 septembre 1857, je pratiquai une seconde amputation de jambe, et cette fois d'une manière complète, c'est-à-dire avec rupture des os et division des chairs au moyen de la ligature extemporanée. Ce deuxième malade guérit parfaitement et sortit de l'hôpital le 15 décembre, marchant avec une jambe artificielle.

Une troisième amputation de jambe fut pratiquée le 4 novembre 1857, sur une jeune fille de quinze ans, chez les Dames de la Providence, rue Oudinot, 37, et la guérison, qui n'a été traversée par aucun accident, a été complète en moins de six semaines.

Une quatrième amputation de jambe a été pratiquée à l'hôpital de la Pitié, le 5 novembre 1857, chez une jeune fille de dix-sept ans, qui est sortie complétement guérie de son opération, le 4 février, pour retourner dans sa famille.

Une cinquième amputation de jambe a été pratiquée à l'hôpital de la Pitié le 19 février 1858, chez un jeune homme de seize ans, qui est encore actuellement dans nos salles, mais dont la guérison est complétement acquise.

Enfin, une sixième malade, entrée le 2 février, a été soumise le même jour à l'amputation de l'avant-bras, et le 20 mars, était complétement guérie.

Voici donc six amputations, dont cinq de la jambe et une de l'avant-bras, qui toutes ont été couronnées de succès. Ces faits, certainement, sont trop peu nombreux pour permettre de juger la valeur réelle de la méthode, mais ils sont suffisants, je crois, pour encourager les chirurgiens à en poursuivre l'application. Quant à ce qui concerne les amputations des membres à un seul os, tels que la cuisse et le bras, je ne puis rien en dire pour le moment, n'ayant point encore eu l'occasion de les exécuter dans des conditions convenables.

DESCRIPTION DES INSTRUMENTS.

Les instruments nécessaires pour l'exécution de cette opération sont au nombre de deux : un destiné à la rupture des os; l'autre à la division des parties molles.

1° *Ostéoclaste.* — L'instrument destiné à la rupture des os, et que je désigne sous le nom d'ostéoclaste, est construit sur le plan du serre-nœud de Græfe, mais avec des dimensions beaucoup plus considérables et des accessoires appropriés à son usage spécial.

A. La vis de cette espèce de serre-nœud, épaisse de 0,08 centimètres, longue de 0,20 centimètres, supporte à son extrémité inférieure deux crochets solides, tandis que son extrémité supérieure est percée d'un trou dans lequel s'introduit un levier transversal long de 0,50 centimètres.

B. La gaîne de cette vis, ou corps du serre-nœud, est constituée par deux fortes tiges d'acier, réunies à leurs deux extrémités de manière à former un parallélogramme de même longueur que la vis et large de 0,08 centimètres. A l'extrémité supérieure de ce parallélogramme existe un trou muni d'un pas de vis engaînant, et, à l'extrémité supérieure, une crête saillante destinée à s'introduire dans la mortaise d'une autre pièce.

C. Le lien constricteur est représenté par un fort croissant en acier, dont chaque extrémité donne attache à une chaîne de cinq ou six anneaux.

D. Les accessoires consistent en deux coussinets en bois et une forte barre d'acier. Les deux coussinets, longs de 0,08 centimètres, épais de 0,05, ont leur face supérieure munie d'une cheville en fer de 0,02 centimètres de saillie. La barre d'acier a 0,20 centimètres de long sur 0,01 d'épaisseur et 0,04 de large, et présente sur son milieu une mortaise destinée à recevoir la crête inférieure du corps de l'ostéoclaste. Près de chacune de ses extrémités existe une autre mortaise qui s'enchâsse sur la cheville de fer du coussinet correspondant.

2° *Constricteur des parties molles.* — Cet instrument n'est autre absolument qu'un serre-nœud de Græfe de grande dimension. Sa longueur totale est de 0,40 centimètres. La vis a 0,01 centimètre de diamètre, et la manivelle de cette vis représente un levier de 0,20. Une sorte de poignée mobile peut être adaptée au corps de l'instrument pour rendre son maniement plus facile.

Quant à la ligature, celle que j'emploie de préférence à toute autre consiste en une *corde métallique* formée de dix à douze brins de fil de fer d'un millimètre de diamètre.

DESCRIPTION DE L'OPÉRATION.

Comme dans la méthode ordinaire, l'opération se compose de deux temps distincts : division des chairs et division de l'os. Seulement, dans la méthode diaclastique, ces deux temps sont intervertis, et c'est par la division de l'os que l'on commence.

PREMIER TEMPS. *Rupture de l'os.* — Le malade étant couché sur le lit d'opérations et soumis au chloroforme, le chirurgien détermine d'abord le point de l'os où doit être effectuée la rupture, et passant sous le membre le croissant muni de ses chaînes, il l'applique exactement sur ce point. 2° Il dispose ensuite, sur la face opposée du membre, les deux coussinets en bois, de manière que le point à fractures se trouve dans leur intervalle à égale distance de l'un et de l'autre, et place sur ces coussinets la barre d'acier qui doit servir de point d'appui à l'ostéoclaste. 3° Celui-ci étant fixé sur la barre, on y accroche les chaînons du croissant, et l'on fait mouvoir la vis. Par ce mouvement, le croissant est attiré contre le membre, et sous l'influence de cette pression énergique, l'os qui porte à faux sur les deux coussinets se brise en faisant entendre un bruit sec.

Pour éviter que dans cette opération la pression violente du croissant ne vienne à contondre la peau, le chirurgien protége celle-ci par un coussin formé de compresses en huit ou dix doubles. Cette simple précaution suffit toujours pour éviter la lésion de la peau, même quand il s'agit de l'os le plus résistant.

DEUXIÈME TEMPS. *Division des parties molles.* — Aussitôt que la rupture de l'os est effectuée, le chirurgien enlève l'ostéoclaste et procède à la division des parties molles. Celle-ci s'effectue en trois temps secondaires, que je désignerai sous le nom de constriction préparatoire; extraction de l'os; constriction définitive.

1° *Constriction préparatoire.* — Pour effectuer ce premier temps, on embrasse le membre dans l'anse métallique à quatre ou six travers de doigt au-dessous de la fracture, suivant l'épaisseur du membre, puis on serre graduellement jusqu'à ce que la ligature soit arrêtée par la résistance de l'os.

2° *Extraction de l'os.* — Portant alors le bistouri à 3 ou 4 centimètres au-dessous de la ligature, on coupe circulairement les parties molles jusqu'à l'os; puis après avoir relâché un peu la constriction, on saisit la partie inférieure du membre et on lui imprime un mouvement de torsion sur son axe, pour extraire le fragment inférieur en déchirant ses adhérences musculaires.

3° *Constriction définitive.* — Enfin, quand le membre est détaché, on achève la section des chairs embrassées par la ligature, en portant la constriction à sa dernière limite. Lorsque l'opération a été conduite avec une sage lenteur, la plaie qui en résulte ne laisse pas suinter une goutte de sang, et le malade peut être immédiatement replacé dans son lit.

Quant au pansement, il doit être celui des plaies contuses; les cataplasmes, les simples compresses imbibées d'eau fraîche, ou bien les irrigations tièdes, conviennent mieux ici que les bandages compressifs et les bandelettes de diachylon.

En général, vers le troisième jour, il survient une tuméfaction inflammatoire assez considérable, puis la suppuration s'établit, les tissus se dégorgent, et la plaie se déterge pour marcher ensuite vers la cicatrisation.

TABLE DES MATIÈRES.